I0072355

Victor GRAS

Recherches anatomiques

sur les

Veines du Pénis

LYON. — IMP. A. REY

8° T⁵ᶠ a
10

RECHERCHES ANATOMIQUES

SUR

LES VEINES DU PÉNIS

T 54
22
10

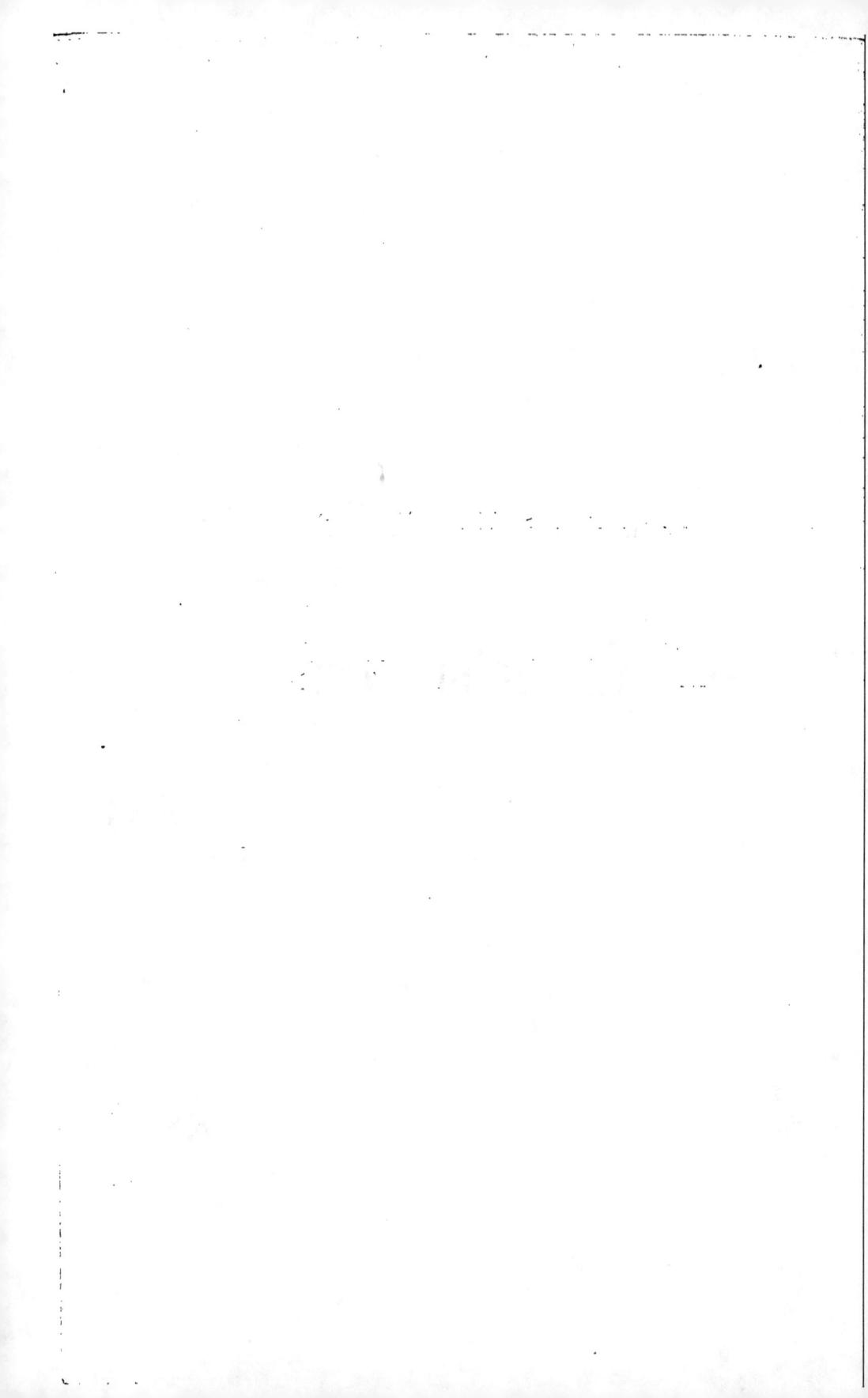

RECHERCHES ANATOMIQUES

SUR LES

VEINES DU PÉNIS

PAR

Le Dr Victor GRAS

———◆———

LYON

A REY & Cie, IMPRIMEURS-ÉDITEURS DE L'UNIVERSITÉ

4, RUE GENTIL, 4

—

1902

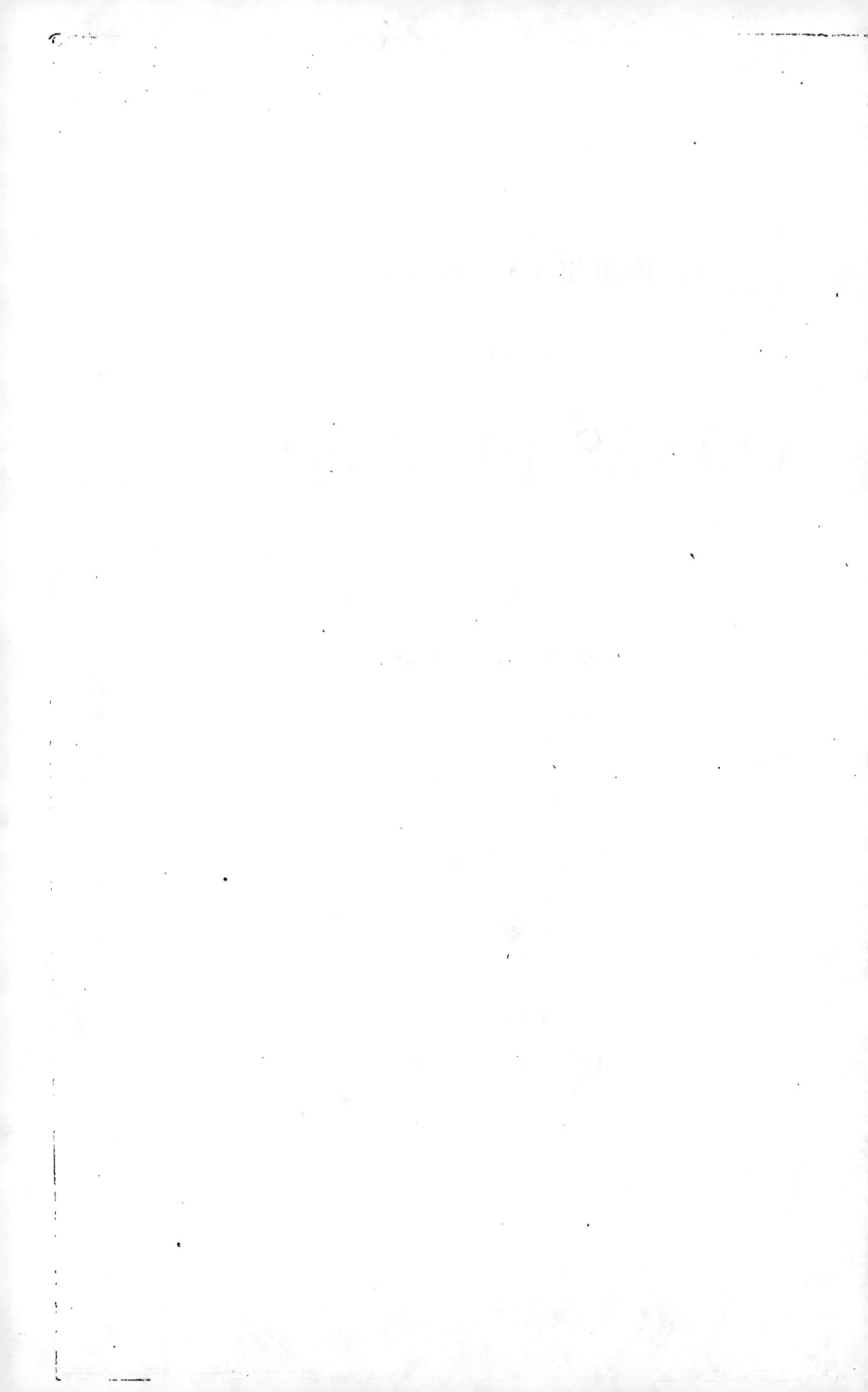

MEIS

Gratitudinis testimonium,

et AMICIS

A mon Oncle

Monsieur le Docteur MEURS

Ancien Médecin divisionnaire d'Algérie,
Commandeur de la Légion d'honneur.

A Monsieur le Docteur MILLARD

Médecin honoraire des Hôpitaux de Paris,
Officier de la Légion d'honneur.

A Monsieur le Docteur CHARRIN

Professeur remplaçant au Collège de France,
Professeur-Agrégé à la Faculté de Médecine,
Médecin des Hôpitaux,
Chevalier de la Légion d'honneur.

A Monsieur le Médecin-Inspecteur CLAUDOT

Directeur de l'École du Service de Santé Militaire,
Officier de la Légion d'Honneur.

A mon Président de Thèse

Monsieur le Docteur TESTUT

Professeur d'Anatomie,
Chevalier de la Légion d'honneur.

INTRODUCTION

M. le professeur Testut, auprès duquel nous avons travaillé pendant trois ans, et qui n'a cessé de nous prodiguer la plus grande bienveillance et les conseils les plus éclairés, a bien voulu nous confier comme sujet de thèse, des recherches sur les veines du pénis, chez l'homme et les animaux. Nous avons consacré à ces recherches tout le temps dont nous pouvons disposer. Nous avons pu ainsi arriver, en ce qui concerne l'homme à des conclusions qui nous paraissent satisfaisantes. Il n'en est malheureusement pas de même de l'anatomie comparée et nous avons dû, à notre grand regret, nous borner à l'étude de quelques animaux domestiques. Que M. le professeur Testut veuille bien recevoir ici l'hommage de notre profonde gratitude.

Les anatomistes qui se sont occupés avant nous de la circulation veineuse du pénis sont peu nombreux. C'est à Kobelt, dont le mémoire parut en 1836, que revient l'honneur d'avoir le premier donné une description détaillée et précise de cette circulation. Les auteurs qui ont écrit après lui n'ont fait, on peut le dire, que reproduire ce mémoire. Jarjavay pourtant, dans ses *Recherches sur l'urètre de l'homme* parues en 1856, introduisit quelques notions nouvelles sur les veines du corps spongieux. On comprendra, après cela, que nous n'ayons pas, comme cela se fait d'ordinaire, placé au commencement de notre thèse un chapitre d'historique.

Nous diviserons notre travail en trois parties. Dans la première, nous décrirons les procédés que nous avons employés pour arriver à de bonnes injections; dans la seconde, nous exposerons le résultat de nos recherches sur l'homme. La troisième partie enfin sera consacrée à l'anatomie des animaux.

Avant de commencer notre étude, nous tenons à exprimer ici toute notre reconnaissance à M. Lesbre, professeur d'anatomie à l'école de médecine vétérinaire de Lyon pour le gracieux accueil que nous avons toujours trouvé auprès de lui. Nous remercions vivement aussi M. Forgeot qui, s'associant à notre œuvre, nous a aidé de ses conseils et de son expérience.

Assurons enfin nos maîtres militaires de toute notre gratitude pour la bienveillance qu'ils nous ont toujours montrée.

RECHERCHES ANATOMIQUES

SUR

LES VEINES DU PÉNIS

TECHNIQUE

Pour obtenir la réplétion complète d'un système veineux, il ne faut pas employer des injections de suif dont le trop peu de fluidité fait obstacle à son passage dans les capillaires. Nous nous sommes adressé à une substance déjà mise en honneur par Pellanda (1) pour les injections fines : je veux parler de l'huile de coco qui est extraite par distillation des feuilles ou des graines de certains végétaux. Cette huile, solide à la température normale, fond vers 40 degrés; sa couleur est d'un blanc éclatant, aussi, pour la rendre plus visible la colore-t-on par la teinture d'orcanette ou par le violet BS, le bleu VS, l'anisoline SB. C'est la seule masse qui nous ait permis d'obtenir avec facilité de belles injections ; aucune autre de celles que nous avons essayées, comme la gélatine colorée au curcuma et au bleu de Prusse, ne nous a donné la finesse et la richesse de réplétion de l'huile de coco. Celle-ci, une fois fondue, doit être filtrée à travers un linge fin, puis colorée ; on remue légèrement et on la replace quelques instants sur le feu. Il ne reste plus qu'à remplir la seringue.

Nos expériences les mieux réussies ont été faites sur des sujets jeunes, car les vaisseaux se laissent plus aisément dilater que ceux des vieillards, dont la sclérose ne permet plus la distension forcée. L'opération sera un peu différente, selon que l'on désire obtenir une réplétion partielle ou totale du système veineux de la verge. L'injection isolée du gland ou du bulbe sera toujours mieux réussie que la réplétion simultanée de ces deux organes et des corps caverneux.

1° Dans le premier cas, pour injecter l'extrémité antérieure de la verge, on pratiquera sur le cadavre, une incision cutanée tout autour de la base d'implantation de celle-ci, on sectionnera les ligaments suspenseurs, on libérera de son mieux les corps caverneux de leurs insertions à l'ischion, et on la coupera le plus bas possible. Ce travail fait, on séparera avec les ciseaux et la pince, le corps spongieux de la gouttière des corps caverneux, en s'efforçant de ne pas percer leurs parois respectives ; puis on enfoncera une petite canule dans le tissu lacuneux du corps spongieux, après lui avoir au préalable, tracé son chemin avec la pointe d'un scalpel fin, on en fait de même pour le corps caverneux. Une fois les canules enfoncées, on les ligature fortement pour éviter que la masse ne puisse refluer entre elles et les parois de l'organe. Il ne faudra pas négliger d'oblitérer avec des pinces l'orifice des vaisseaux que l'on aperçoit sur la peau qui recouvre le pénis ; toutes ces précautions remplies, on pousse l'injection, en commençant par le corps spongieux. Lorsque celui-ci a été suffisamment distendu. et que les veines apparaissent remplies fortement, on ferme le robinet de l'embout, et on injecte seulement alors les corps caverneux. Si l'on agissait inversement, le corps caverneux, en se dilatant, comprimerait les veines qui rampent à sa surface, et l'on obtiendrait une réplétion beaucoup moins complète. Un aide pourra surveiller ce passage de l'injection, pour saisir avec une pince un vaisseau que l'on aurait omis de ligaturer, et qui permettrait ainsi un écoulement fâcheux de la masse.

2° Dans le second cas, pour obtenir une injection complète de la verge, voici le dispositif que l'on peut employer. On fait une incision tout le long du bord supérieur du pubis, on sectionne l'arcade de Fallope et tous les muscles situés devant le trou obturateur, c'est-à-dire les attaches du droit interne et des adducteurs. On continue l'incision cutanée en passant en avant de l'anus et en arrière du bulbe, et l'on remonte jusqu'au pubis du côté opposé après avoir opéré de la façon que je viens d'indiquer. On scie la branche horizontale du pubis, de façon à tomber dans le trou obturateur et l'on scie enfin la branche ascendante de l'ischion juste au-dessous du tubercule de cet os, pour respecter l'extrémité des cornes du corps caverneux. On opère de même du côté opposé. On saisit alors la vessie le sujet ayant été auparavant autopsié, et on la sépare du rectum, on continue de même pour la prostate et le bulbe, en ayant bien soin de ne pas léser leurs parois. On sectionne enfin latéralement les deux releveurs de l'anus, et l'on a séparé ainsi tout l'appareil génital avec la vessie, du reste du corps. On met une ligature sur les veines latérales de la prostate et les veines honteuses internes qui sont très faciles à voir, on fait entrer une petite canule dans le gland, et l'on fait une ligature très serrée, comprimant ainsi les parois de l'orifice ainsi formé, sur la canule. On pousse alors l'injection, et l'aide place les pinces au fur et à mesure qu'il voit la masse à injection couler des vaisseaux qui n'avaient pas été ligaturés auparavant. La réplétion complète terminée, ce que l'opérateur sent à la résistance qu'il éprouve en poussant l'injection, on cesse, puis on enfonce une canule taillée en pointe dans l'extrémité antérieure des corps caverneux et on les distend ensuite par une injection que l'on colore diffféremment si l'on veut. On laisse ensuite refroidir la préparation pendant deux ou trois heures dans l'eau.

Si l'on ne veut qu'injecter le bulbe, il est préférable une fois que le sujet a été émasculé complètement, de sectionner le corps spongieux juste en avant du bulbe, puis de séparer le bout postérieur de la gouttière des corps caverneux, enfoncer une canule, faire une ligature et pousser l'injection.

Les méthodes exposées plus haut nous ont toujours donné de bons résultats ; j'exposerai pourtant encore d'autres moyens que nous avons essayés sur les conseils de M. le professeur Testut et qui nous ont permis d'obtenir des préparations plus délicates peut-être, mais exigeant beaucoup plus de temps.

Après avoir enfoncé une canule dans le gland, nous poussons sous pression une injection de térébenthine, au moyen du dispositif suivant : l'extrémité libre de la canule est reliée par un tube de caoutchouc à un entonnoir que nous élevons plus ou moins haut, selon la pression que nous voulons obtenir. Nous laissons le liquide s'écouler quelques instants, jusqu'à ce que nous jugions que le sang a été chassé complètement de la verge ; nous mettons des pinces sur les vaisseaux par où l'essence s'échappait et, en élevant l'entonnoir, nous obtenons à la longue une distension considérable des veines ; les valvules deviennent alors complètement insuffisantes, et l'on peut facilement injecter le système veineux dans le sens artériel en poussant l'huile de coco dans la veine dorsale profonde de la verge. Ce moyen nous a fait obtenir la réplétion des minuscules veines rampant à la surface des corps caverneux, et qu'il était très difficile de mettre en évidence par les méthodes précédentes, à cause de la rétraction des parois du corps caverneux, lors du passage du liquide qui les distend.

Je mentionnerai encore un autre procédé par lequel on peut pousser une injection d'eau tenant en suspension du bleu de Prusse ; l'eau diffuse, s'échappe des veines, mais la matière colorante reste sur les parois, nous permettant ainsi d'apercevoir les vaisseaux. Ce moyen permet de se faire une idée rapide et complète de la disposition des veines.

C'est cette disposition que nous allons exposer dans les chapitres suivants :

VEINES SUPERFICIELLES

Le système veineux superficiel de la verge est, en général, représenté par une seule veine, la veine dorsale superficielle, dont les origines et la situation diffèrent complètement de celles de la dorsale profonde.

La veine dorsale superficielle chemine dans l'épaisseur des téguments de la verge, dans cette enveloppe celluleuse qui sépare le fascia penis du muscle péripénien et de la peau ; abondante et très lâche, constituée en grande partie par des fibres élastiques, cette couche celluleuse permet à la peau de la verge de glisser sur cet organe avec la plus grande mobilité ; elle entoure le pénis comme un manchon, se prolonge à la partie antérieure jusque dans le prépuce, et se confond, vers la racine de la verge, avec le tissu cellulaire environnant.

Nous l'avons toujours trouvée composée de deux feuillets qu'il est très facile de séparer avec le manche du scalpel. Ces deux feuillets, l'un superficiel, l'autre profond, délimitent entre eux une cavité dans laquelle cheminent de nombreuses veines qui relient la dorsale superficielle au système profond. On peut apercevoir également quelques branches nerveuses et de nombreux rameaux artériels.

La présence d'organes vasculo-nerveux entre ces deux feuillets cellulaires permet de conclure à l'existence anatomique de cette « sorte de cavité séreuse » tout autour de la verge. L'une des parois serait formée par un feuillet viscéral appliqué contre le fascia pénis, l'autre par un feuillet pariétal qui doublerait à sa partie profonde la peau et le muscle péripénien de SAPPEY (2).

La veine dorsale superficielle chemine toujours entre la peau et le feuillet pariétal. Les rameaux qui lui donnent naissance proviennent tous du prépuce ; à l'extrémité antérieure de cet organe, à l'orifice préputial, se trouve un anneau veineux, d'où partent une quantité plus ou moins considérable de branches, qui cheminent toutes entre le feuillet superficiel celluleux et la peau, et s'anastomosent bientôt entre elles de façon à former deux troncs situés tous deux à la partie inférieure de la verge. Ceux-ci contournent peu à peu les faces latérales de cet organe, et, vers l'union du tiers postérieur et des deux tiers antérieurs, ils se fusionnent, sur la ligne médiane de la face dorsale de la verge, en un seul tronc qui constitue la veine dorsale superficielle.

Nous avons trouvé parfois trois rameaux d'origine mais jamais plus ; en ce cas, ils sont situés à peu près à égale distance les uns des autres. sorte de trépied coiffant le gland.

L'anneau préputial reçoit, d'autre part, des veines qui proviennent du système profond, et qui cheminent toutes entre le feuillet celluleux profond et la muqueuse qui est formée par la peau repliée sur elle-même.

Le prépuce, en effet, est constitué par le repli des enveloppes superficielles de la verge, de telle façon que, de dehors en dedans, nous trouvons : la peau, le dartos, le feuillet superficiel cellulaire, le feuillet profond, le dartos et la peau qui forme à ce niveau la muqueuse préputiale, dont la circonférence postérieure répond au sillon balano-préputial. Les deux feuillets cellulaires séparent donc la peau et le dartos de ces deux mêmes éléments réfléchis. L'anneau veineux se trouve à l'extrémité antérieure, au coude formé par la réunion du dartos ; il se trouve situé au sommet de l'arête formée par les deux feuillets celluleux unis à ce niveau.

Entre le feuillet superficiel et le dartos cheminent les rameaux veineux qui vont constituer la veine dorsale superficielle ; et entre le feuillet profond et le dartos réfléchi, ceux qui vont s'anastomoser avec le système profond.

Ces derniers rameaux, très nombreux, mais, très grêles, ont un trajet à peu près parallèle, autour de la circonférence du gland jusqu'au niveau de la couronne ; arrivés à ce niveau, ils la contournent pour plonger dans le sillon balano-préputial, où ils rencontrent les veines qui cheminent sur les corps caverneux et qui proviennent de la face profonde du gland ; ils s'y terminent. Ils ont auparavant traversé le fascia pénis qui recouvrait ces veines profondes. A la face inférieure, ces veines anastomotiques ne pénètrent pas dans le corps spongieux, mais elles le contournent, et suivent le sillon balano-préputial jusqu'au moment où elles rencontrent les veines issues du gland.

Signalons également la présence d'autres ramuscules

veineux qui, partant de l'anneau veineux préputial, pénètrent entre les deux feuillets superficiel et profond de l'enveloppe celluleuse, courent, en remontant plus ou moins loin vers la racine de la verge et vont se jeter, après avoir perforé le feuillet superficiel, soit dans un des deux troncs qui constituent, par leur réunion, la veine dorsale superficielle, soit dans le tronc de cette veine elle-même; d'autres, au contraire, perforent le feuillet profond et vont se jeter dans la face inférieure du corps spongieux, après avoir traversé son enveloppe, formant donc une anastomose reliant les veines préputiales et urétrales.

De temps en temps, d'une façon qu'il est difficile de préciser, sur toute la longueur de la verge, ces veines ont abandonné quelques petits rameaux qui viennent se jeter dans les veines du corps caverneux, après avoir perforé le feuillet cellulaire profond. Ce sont donc encore d'autres anastomoses jetées entre le système veineux superficiel et le système profond.

Trois verges sur une trentaine, examinées à ce sujet, présentaient une volumineuse veine anastomotique, se séparant à angle droit de la veine dorsale superficielle, traversant les feuillets cellulaires et le fascia pénis, pour aller se jeter dans la dorsale profonde, un peu en arrière de la couronne du gland. Sur ces sujets, la veine superficielle était unique, depuis sa naissance jusqu'à sa terminaison. L'anneau veineux préputial existait toujours, mais affectait plutôt la forme d'une anse, dont les deux bouts, en se réunissant, formaient la veine superficielle. Nous n'avons pas constaté l'existence de rameaux anastomotiques jetés entre le système super-

ficiel et le système profond, autres que cette veine
importante que nous avons signalée. Son calibre était,
du reste, égal à celui de la dorsale superficielle ou profonde, elle formait donc un rameau dérivatif assez
important pour compenser l'absence de toutes les autres
veinules anastomotiques.

Cette disposition met en relief l'importance du système veineux superficiel de la verge, qui peut permettre
au sang, après avoir distendu le corps spongieux, de
retourner dans la circulation générale, en passant directement par lui.

Le tronc de la veine dorsale superficielle est donc
constitué, en général, à l'union des deux tiers antérieurs
et du tiers postérieur de la verge par la fusion des deux
troncs veineux venant de l'anneau préputial. Il se dirige
ensuite vers la racine de la verge, toujours situé entre
le dartos et le feuillet cellulaire superficiel. Arrivée au
niveau du ligament suspenseur de la verge, la veine
superficielle entre toujours en relation avec les veines
abdominales, et la veine dorsale profonde. A cette der-
nière, elle envoie un rameau unique, qui s'anastomose
directement avec elle, après avoir perforé les couches
qui les séparent.

Signalons également deux ou trois branches qui la
relient aux veines du cordon, une autre, s'anastomosant
avec la branche interne de la veine obturatrice, au-
devant du pubis. Enfin d'autres, en grand nombre, qui
se jettent dans les veines de la paroi abdominale.

Après avoir abandonné tous ces rameaux, la veine
dorsale superficielle, dans le plus grand nombre des
cas, s'infléchit pour aller se jeter dans la saphène interne

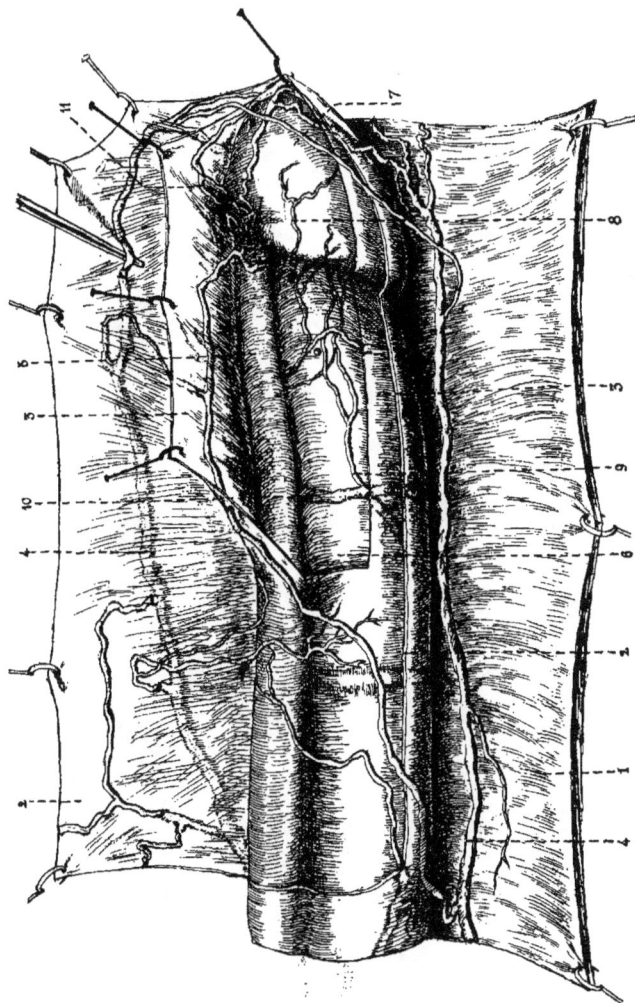

Fig. 1. — *Veines superficielles.*

1, peau. — 2, 2, feuillet superficiel celluleux. — 3, 3, feuillet profond. — 4, 4, les deux rameaux d'origine de la dorsale superficielle. — 5, corps spongieux. — 6, corps caverneux. — 7, gland. — 8, veines faisant communiquer veines glandaires et veines préputiales. — 9, veines glandaires latérales. — 10, veine circonflexe. — 11, veine uréthro-préputiale.

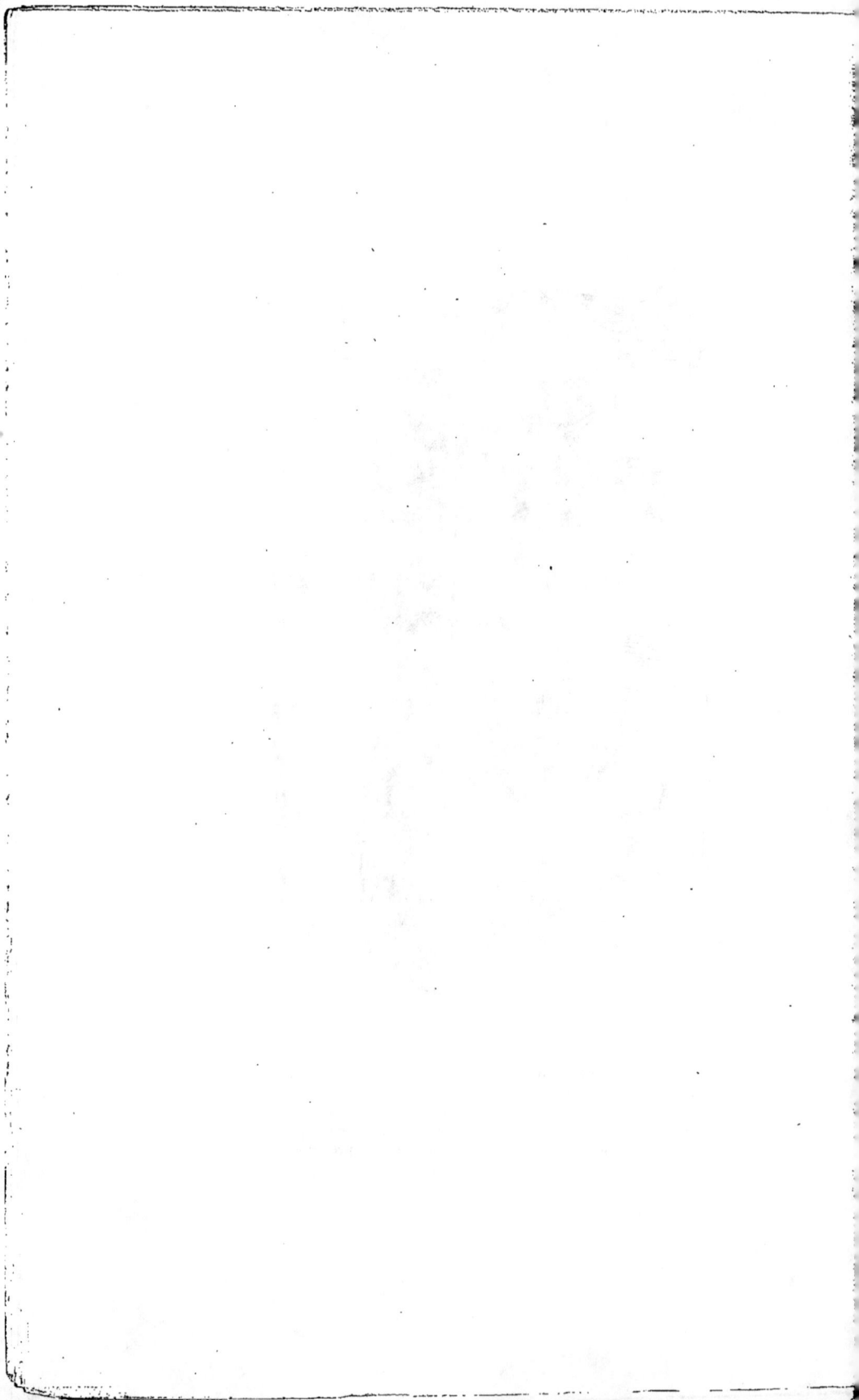

du côté gauche. Sur trente verges dont j'ai examiné la veine dorsale superficielle, il y en avait 21 où cette veine se jetait dans la saphène gauche, 3 dans la saphène droite, 2 dans la crurale gauche, 1 dans l'épigastrique, 3 restaient, chez lesquelles la veine superficielle était double, chacune de ses branches se jetait dans la saphène du côté correspondant.

VEINES PROFONDES

Les veines profondes de la verge tirent leur origine du corps spongieux et du corps caverneux ; elles viennent toutes aboutir à un tronc commun, qui est la veine dorsale profonde. Pour la commodité de la description, nous étudierons d'abord les veines du corps spongieux, et enfin celles du corps caverneux. Ces veines une fois connues dans leur origine, trajet, rapports et terminaison, nous en décrirons les valvules.

I. **Veines du corps spongieux**.

Le corps spongieux est un appareil érectile semblable aux corps caverneux, auxquels il est attaché. Il présente une partie moyenne, ou *corps*, couchée dans une gouttière formée par la réunion des deux corps caverneux, et deux renflements à chacune de ses extrémités. Etudions chacune de ces parties au point de vue de leurs connexions veineuses.

1° *Veines de la partie antérieure (veines glandaires)*. — Le renflement antérieur ou gland présente la forme d'un tronc de cône dont la base est coupée

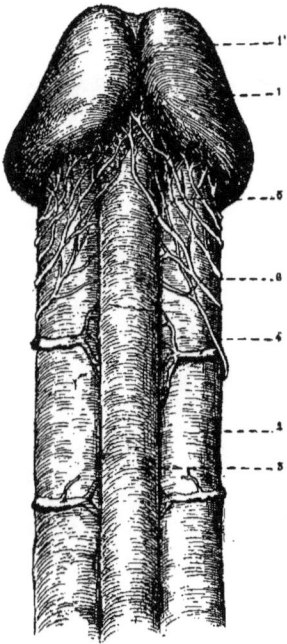

Fig. 2. — *Veines glandaires.*

Fig. 3. — *Veine dorsale profonde.*

1, gland. — 1′ sillon médian. — 2, corps caverneux. — 3, corps spongieux. — 4, veine circonflexe. — 5, veine glandaire inférieure. — 6, veine du corps spongieux.

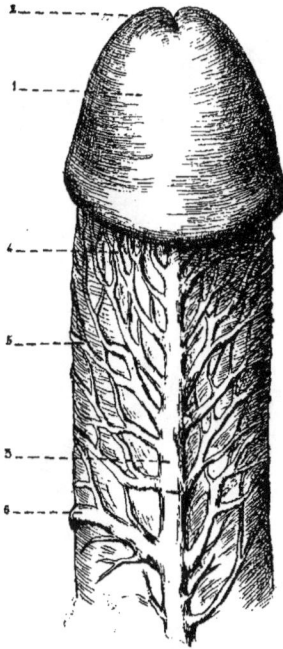

1, gland. — 2, méat. — 3, veine dorsale profonde. — 4, veines glandaires supérieures. — 5, veines glandaires inférieures. — 6, veine circonflexe.

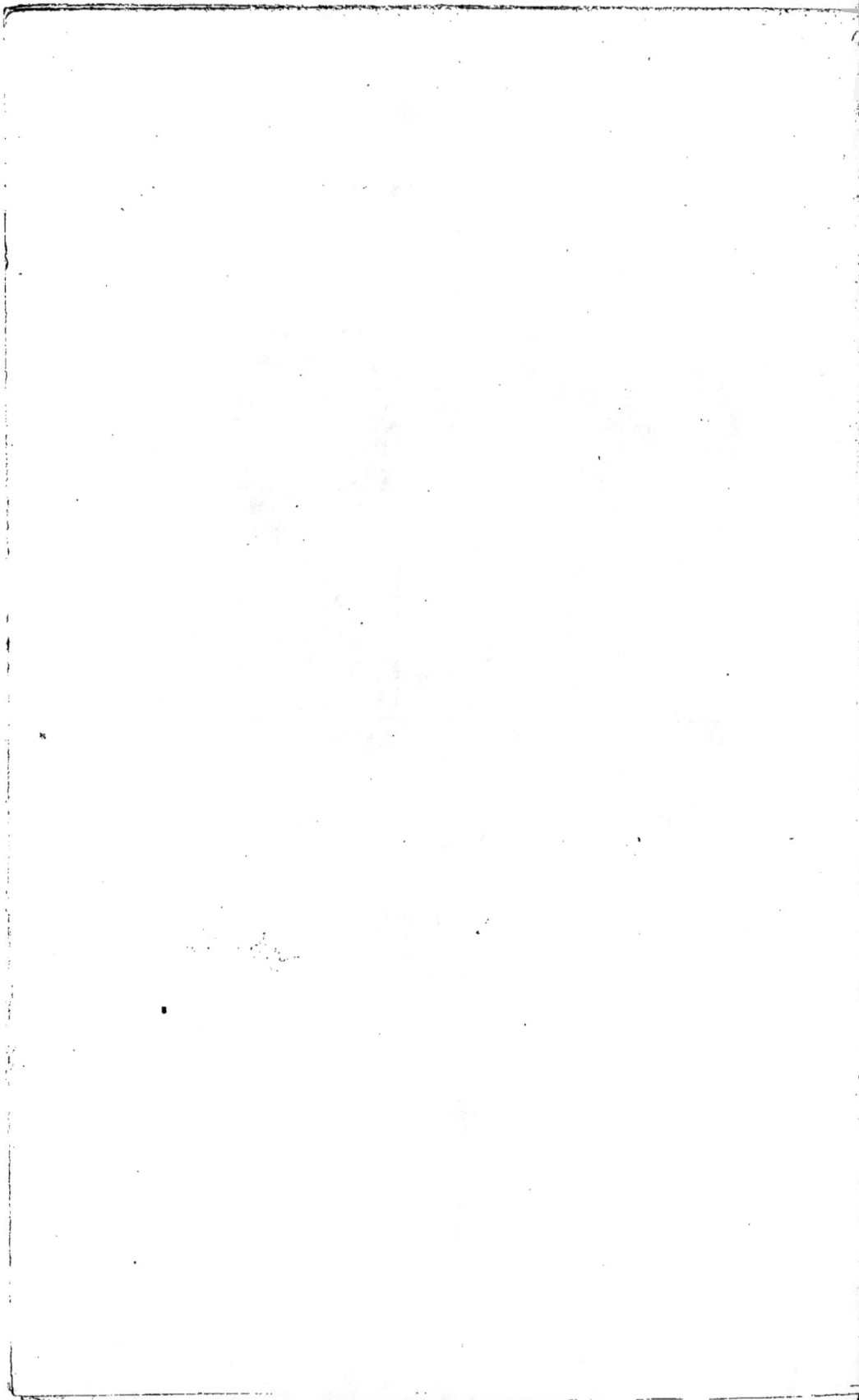

obliquement ; il coiffe l'extrémité antérieure de la verge, à la manière d'un capuchon, et forme, par sa circonférence postérieure, ou couronne, un relief très appréciable sur la surface unie des corps caverneux. Il est relié intimement à eux par deux ligaments, dont un médian et deux latéraux ; la séparation de ces deux organes peut s'exécuter encore assez facilement par une dissection attentive. Avant Ruysch, le gland était considéré comme un prolongement spongieux des corps caverneux ; mais les injections que cet anatomiste poussa par le bulbe lui firent constater que la partie antérieure du gland devenait turgide, pendant qu'en même temps les veines se dilataient ; les corps caverneux ne changeaient pas de volume.

De la face profonde du gland, de cette face qui adhère profondément aux corps caverneux, partent en effet une multitude de petites veines qui font suite aux aréoles glandulaires. Elles sont d'autant plus nombreuses que l'on se rapproche du bord postérieur du gland ; l'extrémité antérieure nous en a toujours semblé dépourvue ; les petites veines s'anastomosent, les unes avec les autres, sous des angles plus ou moins aigus, en se dirigeant vers la couronne du gland. C'est à ce niveau qu'on les voit apparaître, recouvertes par le fascia pénis dont un prolongement pénètre en effet entre le gland et le corps caverneux.

Au moment où ces veines réapparaissent sur le bord postérieur du gland, une dissection attentive permet de mettre à jour une grande quantité de petites veines reliant le bord de la couronne à ces veines issues de la face profonde du gland. Rappelons, en passant, les anastomoses qui les relient aux veines du prépuce. Ces veines, que nous appellerons « veines glandaires » continuent leur trajet sur la face supérieure des corps caverneux, mais elles ne tardent pas à se jeter dans un rameau unique, médian, qui est la veine dorsale profonde. Nous pouvons distinguer les veines glandaires supérieures, latérales, inférieures.

Les supérieures ou dorsales sont plus volumineuses que les autres : une d'entre elles, médiane, présente un calibre assez important pour qu'on ait pu la considérer, à juste titre, comme l'origine réelle de la veine dorsale profonde ; celle-ci est donc déjà formée sous le gland. Les latérales apparaissent tout autour de la circonférence du gland et, après un trajet plus ou moins long, s'anastomosent entre elles et vont se jeter dans la dorsale profonde. Les inférieures naissent de l'extrémité antérieure du sillon latéral, séparant le corps spongieux du corps caverneux correspondant, et se dirigent, en contournant les faces latérales de cet organe, vers la gouttière supérieure des corps caverneux, où elles se jettent dans la dorsale profonde, comme les précédentes,

Sur une préparation bien injectée, ces veines affectent sur la face supérieure des corps caverneux la forme d'un arbre, dont les arborisations se perdraient sur le gland, et dont le tronc principal, constitué par la veine dorsale, se dirigerait vers la racine de la verge. C'est donc des veines glandaires que ce vaisseau tire ses principales origines.

Nous verrons, en étudiant les corps caverneux, que les veines de cet organe ne viennent se jeter que dans les veines glandaires elles-mêmes, ou dans la veine dorsale profonde, définitivement constituée.

2° *Veines de la partie moyenne (veines spongieuses).*
— Le corps spongieux représente un cylindroïde couché dans la gouttière inférieure des corps caverneux ; une coupe passant par un plan transversal donne une section assez nettement triangulaire, à angles légèrement arrondis. Un des côtés du triangle est courbe, à convexité inférieure, c'est-à-dire dirigée vers les téguments ; c'est la portion libre qui va d'une arête de la gouttière caverneuse à l'autre. Les deux autres côtés sont rectilignes et viennent se rejoindre au fond de la gouttière des corps caverneux, en formant un angle. C'est la partie adhérente, reliée aux faces correspondantes des corps caverneux par de solides tractus fibreux. A son extrémité antérieure et à son extrémité postérieure le corps spongieux, comme nous le savons, s'élargit et se continue d'une part avec le gland, d'autre part avec le bulbe. En avant, il se sépare en deux faisceaux latéraux, ainsi que l'a montré JARJAVAY (3), pour pénétrer dans le gland. En arrière, le corps spongieux se continue sans ligne de démarcation nette avec le bulbe.

L'adossement des corps caverneux et du corps spongieux forme un sillon d'où l'on voit émerger les veines qui ramènent le sang de la partie adhérente des corps spongieux. Les veines spongieuses naissent, en effet, soit sur sa face inférieure ou libre, soit sur ses faces supérieures ou adhérentes aux corps caverneux. La plupart des veines qui proviennent de la face libre sont

très grêles et vont toutes se jeter dans le système veineux superficiel ; nous les avons décrites plus haut sous
le nom de veines urétro-préputiales ; situées entre les
deux feuillets celluleux, elles partent du corps spongieux pour aller se jeter, en avant, dans l'anneau veineux préputial, en arrière dans le tronc de la veine
dorsale superficielle. Nous n'avons jamais rencontré
d'autres rameaux veineux provenant de la face libre du
corps spongieux ; une dissection attentive permet de
les mettre en évidence. Leur nombre est assez limité
et leur calibre très étroit ; Moreschi et JARJAVAY (3) les
avaient signalées et décrites sous le nom de veines
urétro-préputiales, omettant toutefois d'attirer l'attention sur celles qui vont se jeter dans la veine dorsale
superficielle ou même dans la saphène interne, ainsi
que nous avons pu le constater chez quelques sujets.

Les veines qui proviennent de la face adhérente ou
supérieure du corps spongieux sont beaucoup plus
importantes que les précédentes. Elles naissent de ces
faces intimement liées au corps caverneux par les
tractus fibreux que j'ai signalés plus haut. Il faut
séparer avec beaucoup d'attention le corps spongieux
de la gouttière où il est logé pour apercevoir leur
trajet, sinon elles ne sont visibles qu'à partir du sillon
d'adossement des deux organes érectiles. Ces veines
naissent par plusieurs rameaux inégalement distants
les uns des autres et qui s'anastomosent bientôt pour
ne plus former qu'un seul tronc. Celui-ci contourne
obliquement en haut et en avant les faces latérales des
corps caverneux, en passant sur les veines qui rampent
à leur surface et va se jeter dans la veine dorsale pro-

fonde. Il reçoit pourtant quelques veines provenant des faces latérales du corps caverneux. Toutefois, à la partie antérieure de la verge, c'est-à-dire depuis la couronne du gland jusqu'à la réunion en un seul tronc des veines glandaires qui constituent la veine dorsale profonde, les veines provenant des faces adhérentes du corps spongieux vont toutes se jeter dans les veines glandaires inférieures, sans aller jamais jusqu'aux latérales ; ce qui a pu faire dire à de nombreux auteurs que les veines inférieures provenaient du corps spongieux proprement dit. Or ces veines, nous l'avons vu, sont déjà constituées par les veinules qui émergent de la face profonde du gland, lorsqu'elles reçoivent celles qui proviennent du corps spongieux. Ces dernières, très nombreuses, vont se jeter individuellement dans les veines inférieures glandaires sans se fusionner en un seul tronc, comme à la partie moyenne de la verge ; il en résulte donc la formation d'un réseau veineux très important, et tel que, sur une pièce bien injectée, l'abondance de ces veines ne permet plus de voir la surface du corps caverneux sur laquelle elles rampent. Il y a donc là formation d'un réel plexus. Vers la racine de la verge, les veines qui naissent de la face supérieure du corps spongieux sont beaucoup plus rares ; elles diminuent au fur et à mesure que l'on se rapproche des cornes du corps caverneux.

3° *Veines de l'extrémité postérieure (veines bulbaires).* — Entre les deux cornes des corps caverneux, le corps spongieux augmente de volume d'une façon considérable, et constitue ainsi le bulbe de l'urètre. Il se termine, en arrière, au niveau de la portion membraneuse de l'urètre par un sillon très net, présentant le même aspect extérieur que la terminaison de l'intestin grêle dans le gros intestin, ainsi que le fait remarquer JARJAVAY[3]. En avant, il se confond d'une manière insensible avec le corps spongieux.

Sur une pièce bien injectée, la saillie formée par le bulbe ne paraît pas unique ; ce dernier est séparé en deux par une ligne médiane dont la présence est due à une cloison intérieure, divisant le bulbe en deux parties égales, comme la cloison des corps caverneux le fait pour ces organes. Les mensurations que nous avons pratiquées sur la dimension des bulbes injectés nous ont donné, en moyenne, une longueur de 3 ou 4 centimètres pour le diamètre antéro-postérieur, et de 1 centimètre et demi pour le transversal.

La face supérieure du bulbe est beaucoup moins étendue en longueur que la face inférieure, car l'urètre le traverse très obliquement, de telle façon que la gaine érectile paraît constituée d'abord dans la portion sous-urétrale. Le bulbe est entouré d'un muscle qui le coiffe à la manière d'une fronde, le bulbo-caverneux. Les vaisseaux sont obligés de le traverser pour y pénétrer ou en sortir. Une partie des fibres antérieures de ce muscle, après avoir contourné les faces latérales des corps caverneux, s'entre-croise sur la ligne médiane avec celles du côté opposé, formant ainsi une sangle au-dessous de laquelle passe la veine dorsale profonde. Les veines qui ramènent le sang du bulbe se divisent en supérieures, latérales et inférieures.

Les veines supérieures naissent à angle droit de la

face supérieure du bulbe, immédiatement en arrière de
la bifurcation des corps caverneux ; leur diamètre est
égal à celui de la veine superficielle de la verge. Jamais
nous n'en avons rencontré plus de trois ou quatre ;
toutes vont se jeter en remontant contre la face postérieure de la symphyse pubienne dans le plexus de
Santorini. Ces veines passent dans une boutonnière que
leur forme le bulbo-caverneux, et constamment quelques fibres musculaires s'insèrent sur leurs parois.

Les veines qui perforent les parois latérales sont au
nombre de deux ou trois de chaque côté ; après avoir
reçu les veines inférieures, elles rampent entre le
muscle bulbo-caverneux et le bulbe, et vont se jeter
dans les veines honteuses internes. Le bulbe ne possède
pas d'autre circulation veineuse.

*4° Trajet et terminaison de la veine dorsale pro-
fonde.* — Revenons maintenant à la veine dorsale profonde de la verge dont nous avons déjà indiqué les origines à propos des veines glandaires. Nous avons vu
qu'à la partie antérieure de la verge, on trouve, directement couché sur les corps caverneux, recouvert par le
fascia penis, un vaisseau dorsal médian. Il apparaît à
peu de distance en arrière de la couronne du gland,
permettant de voir les veinules qui le constituent ; parfois, cependant, il est déjà formé entre la face profonde
du gland, et les corps caverneux, de telle façon qu'il
faut séparer l'un de l'autre ces organes pour apercevoir
les branches d'origine. Une fois formé, il chemine sur
la face dorsale des corps caverneux exactement sur la
ligne médiane, dans la gouttière supérieure, et reçoit de

très nombreux affluents, les veines glandaires latérales et inférieures, ainsi que celles qui proviennent des corps caverneux. La veine dorsale profonde chemine ensuite entre les deux artères dorsales, dans la gouttière supérieure des corps caverneux. Elle est recouverte par le fascia pénis qui l'y applique fortement. Elle passe sous le ligament suspenseur de la verge, c'est à ce niveau que les fibres antérieures du muscle bulbo-caverneux, connues sous le nom de muscle de Houston, viennent s'entre-croiser au-dessus d'elle, formant ainsi une sangle, dont la contraction aura pour effet de s'opposer au retour du sang.

Dégagée du ligament suspenseur de la verge, la veine dorsale reçoit une anastomose de la veine superficielle ; arrivée à la hauteur de l'angle que forme la réunion des pubis, la veine dorsale perfore l'aponévrose périnéale moyenne, et vient se jeter dans le plexus de Santorini dont elle est un des principaux affluents.

II. Veines des corps caverneux.

Dans une pièce bien injectée, les corps caverneux affectent une forme allongée, en fuseau, dont l'extrémité antérieure est cylindrique et l'extrémité postérieure terminée par deux pointes, les racines des corps caverneux dont la longueur est le quart de l'étendue de cet organe.

Au niveau de la couronne du gland, les corps caverneux présentent un étranglement prononcé, connu sous le nom de collet. A la naissance des cornes, il en est de

même, mais à l'extrémité postérieure comme à l'extrémité antérieure, la diminution de largeur n'est pas brus-
que, elle se fait graduellement. Les racines ne se terminent pas par une pointe effilée, mais plutôt par une sorte
de bord, qui, en s'insérant sur l'ischion, fait une saillie
très appréciable au doigt. Les fibres du muscle ischio-
caverneux leur forment un manchon à peu près régulier.
Les deux corps caverneux sont séparés par une cloison
médiane incomplète, dont les faisceaux tendineux
affectent la disposition des dents d'un peigne, comme
le fait remarquer M. Testut (4).

Les deux faces, supérieure et inférieure, se recon-
naissent toutes deux aux gouttières qui les creusent,
l'inférieure est toujours beaucoup plus prononcée que
la supérieure. Sur les parties latérales, nous avons
remarqué toujours des sillons au nombre de cinq ou
six, rarement plus, qui vont d'une gouttière à l'autre,
leur partie moyenne s'excave assez profondément. Ces
sillons « SILLONS VASCULAIRES » logent les veines des
corps caverneux, qui se distinguent en veines inférieures,
latérales et supérieures. Nous les étudierons d'abord à
la partie moyenne des corps caverneux, puis nous verrons les quelques modifications qu'elles présentent à la
partie antérieure et à la racine.

1° *Partie moyenne.* — Les inférieures naissent toutes
dans la gouttière où est logé le corps spongieux. Leur
nombre est assez constant; dans toutes les verges examinées, nous n'en avons pas trouvé plus de quatre ou
cinq. Ces veines tirent leur origine de six à huit petits
rameaux, qui se réunissent deux à deux, de manière à

ne plus former qu'un seul tronc. Ces veinules naissent toutes sur la même ligne, exactement au milieu de la gouttière inférieure, les veinules d'un corps caverneux situées exactement en face de celles du corps opposé. Il faut donc, pour les apercevoir, séparer le corps spongieux de la gouttière qui le loge, sinon le tronc qui est l'aboutissant de toutes ces valvules est seul visible. Celui-ci contourne les faces latérales du corps caverneux dans les sillons vasculaires ci-dessus décrits, et va se jeter dans la dorsale profonde de la verge. Ces veines entourent la verge comme des demi-anneaux, Kolbrausch les avait appelées « veines circonflexes ».

Les deux premières de ces veines, à partir du gland, ne remontent pas toutefois jusqu'à la veine médiane, origine de la veine dorsale, mais elles rencontrent en chemin les veines glandaires, dans lesquelles elles se jettent.

Les veines circonflexes correspondantes, je veux dire celles de gauche et celles de droite, ne communiquent généralement par aucune anastomose, chacune d'elles répond à un segment de corps caverneux.

Les veines latérales, beaucoup plus petites et plus fines que les précédentes, perforent l'albuginée des corps caverneux dans toute sa longueur; elles sont très nombreuses et se jettent, dès leur naissance, soit dans les veines circonflexes, soit dans les troncs d'origine de la veine dorsale profonde. Ces veines sont très difficiles à injecter, quand on pousse l'injection par les corps caverneux, l'élasticité de l'albuginée qui se distend ferme l'orifice des veines et empêche l'injection de pénétrer; on ne peut y réussir qu'en injectant par les corps

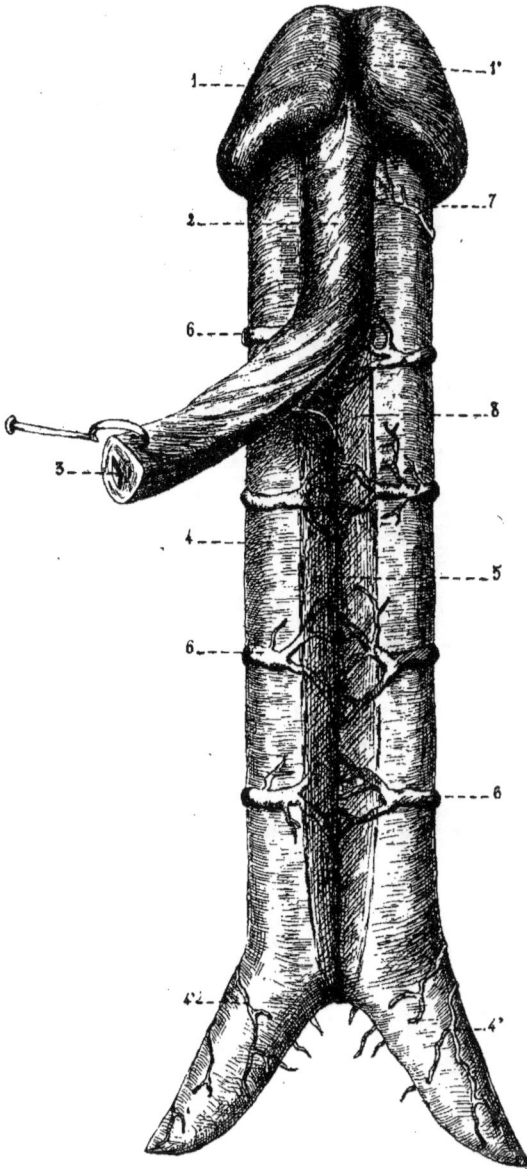

FIG. 4. — *Veines des corps caverneux.*

1, gland. — 1' sillon médian. — 2, corps spongieux. — 3, canal de
l'urètre. — 4, corps spongieux. — 4', 4', veines des cornes. — 5, gouttière inférieure des corps caverneux. — 6, veine circonflexe. — 7, veine
du corps spongieux. — 8, Anastomose entre les corps caverneux et
le corps spongieux.

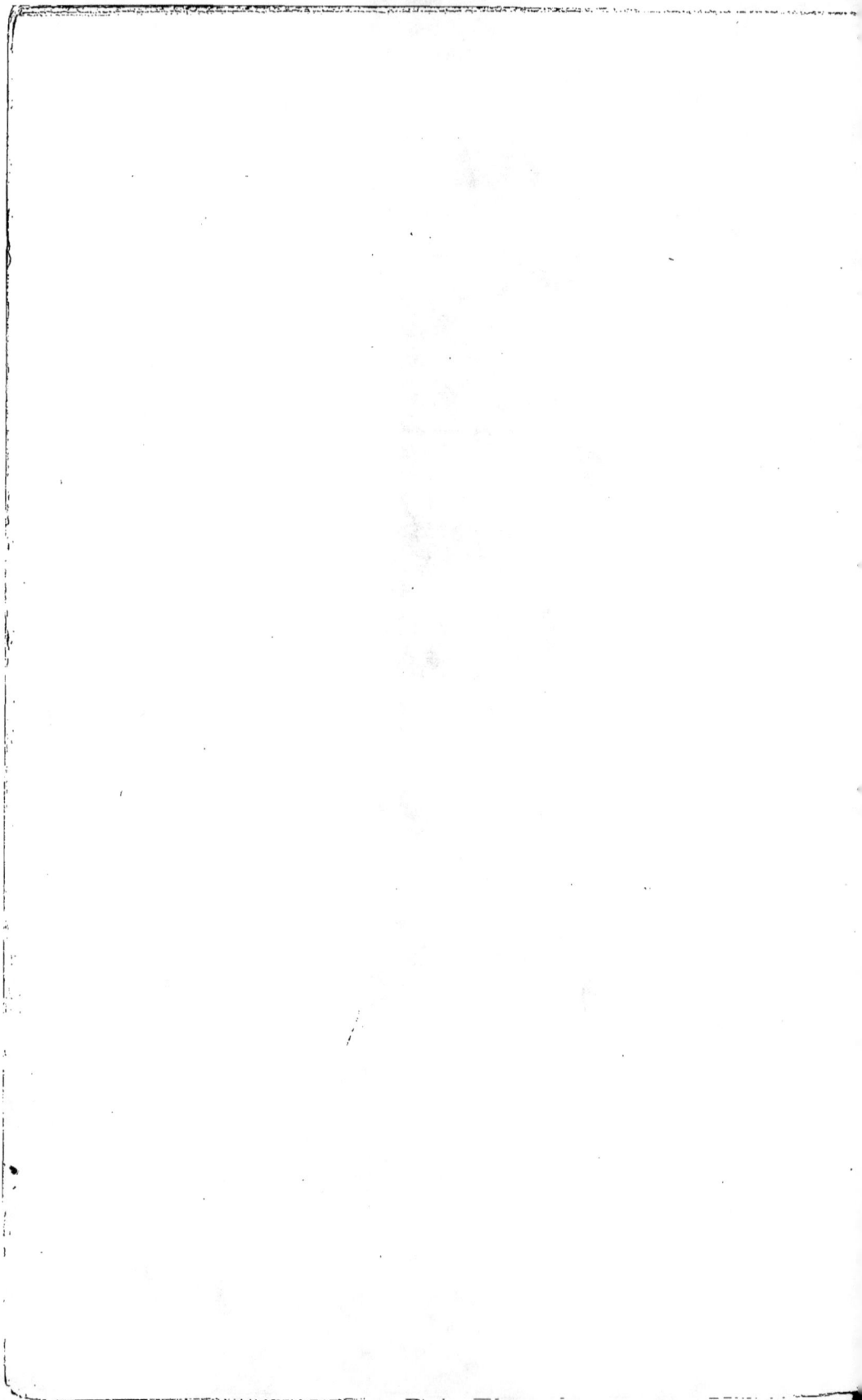

spongieux ; dans ces cas, la masse revient par les veines suivant le cours artériel et distend ces veinules qui deviennent alors très visibles.

Les veines supérieures, très nombreuses, se remarquent tout le long des corps caverneux, leur longueur est minime, elles perforent à angle droit l'albuginée et se jettent dans les veines situées au-dessus d'elles ; pour les apercevoir, il faut fendre dans toute leur longueur les veines qui rampent sur la face dorsale des corps caverneux. Leur orifice devient alors visible et on y peut introduire une sonde. A la partie antérieure, on en remarque un plus grand nombre qu'à la partie postérieure. Lorsque le tronc unique de la veine dorsale profonde est constitué, les veines supérieures se trouvent situées sur la ligne médiane, car elles se jettent toutes dans ce vaisseau ; à peine aperçoit-on quelques collatérales sans importance, couchées sur la face supérieure des corps caverneux. A la partie antérieure, en arrière de la couronne du gland, les veines se jettent, non seulement dans le tronc médian, origine de la dorsale profonde, mais encore dans les veines glandaires ; de plus, nombre de rameaux rampent sur cette face supérieure et se jettent dans un des trois troncs, après un parcours plus ou moins long, constituant ainsi un riche plexus. Lorsqu'on examine les orifices par lesquels les veines supérieures des corps caverneux s'ouvrent dans la veine dorsale, on constate qu'ils sont plus larges à la partie postérieure qu'à la partie antérieure ; vers la racine de la verge, les veines étant plus rares, suppléent à ce défaut par un calibre plus grand.

2° *Partie antérieure*. — A l'extrémité antérieure des corps caverneux, à cette portion très restreinte de l'organe passif qui se trouve coiffé par le gland, les veines supérieures ne présentent pas tout à fait la même disposition.

A ce niveau en effet, le tronc médian, origine de la veine dorsale, n'existe pas encore; nous n'y trouvons que les nombreux rameaux qui lui donnent naissance et qui proviennent de la face profonde du gland. Dans ces arborisations viennent se jeter les veines issues de la face supérieure de cette partie des corps caverneux. KOBELT (5) avait décrit des veines faisant communiquer directement la face profonde du gland avec les corps caverneux; nous n'en avons jamais trouvé. Peut-être prenait-il pour canal de communication entre ces deux organes la réunion en un seul tronc des veines qui en provenaient. A la pointe des corps caverneux, à l'endroit où viennent s'insérer les ligaments qui unissent le gland à ces organes, nous n'avons jamais trouvé de veines; elles deviennent, au contraire, de plus en plus nombreuses à mesure que l'on se rapproche de la couronne du gland.

3° *Partie postérieure*. — A la racine de la verge, la disposition des veines du corps caverneux diffère totalement de celle observée à la partie moyenne et à la partie antérieure, tant par leur situation que par leur terminaison. A la jonction des deux cornes des corps caverneux, nous avons constaté l'existence de trois ou quatre troncs veineux de volume assez considérable qui se détachaient des faces internes de ces organes, par conséquent de chaque côté de la veine dorsale profonde, mais sur un plan plus inférieur.

Ces troncs que nous avons constamment observés dans nos dissections, et dont le calibre est un peu moins fort que celui des veines circonflexes, naissent toujours par un tronc unique et n'offrent jamais de collatérales. Elles passent toutes à travers des boutonnières du muscle ischio-caverneux. Leur mode de terminaison est, par contre, assez différent suivant les sujets. Tantôt ces veines s'abouchent directement dans la veine dorsale profonde qui est située au-dessus, après s'être ou non anastomosées entre elles ; tantôt, et dans le plus grand nombre de cas, elles perforent l'aponévrose moyenne du périnée par autant d'orifices distincts, et sur un plan inférieur à celui où se trouve située la boutonnière aponévrotique livrant passage à la veine dorsale profonde, pour aller se jeter dans le plexus de Santorini, ou plutôt dans les plexus latéraux de la prostate. Sur toute l'étendue des cornes du corps caverneux existent également de nombreuses veinules qui naissent indistinctement sur toutes les faces et qui s'enroulent autour des parois. Ces veinules sont recouvertes sur un certain parcours par les fibres du muscle ischio-caverneux, puis s'en dégagent toutes au niveau de la face inférieure, et vont se jeter dans les veines avoisinantes, l'obturatrice ou la honteuse. Rarement remontent-elles pour se jeter dans les dorsales profondes.

4° *Veines anastomotiques allant des corps caverneux au corps spongieux.* — Il nous reste à signaler l'existence de veines qui, sans faire partie des systèmes spongieux ou caverneux, mettent directement en communication ces deux systèmes. Elles se trouvent situées dans la gouttière inférieure des corps caverneux, et mettent en relation la face inférieure de ces derniers organes avec la face supérieure du corps spongieux. On ne peut les injecter que par le corps spongieux et, dans la dissection, faut-il prendre bien soin de ne pas les sectionner, ou plutôt les arracher en séparant les deux organes érectiles.

Ces veines sont uniques, très courtes, et se terminent à angle droit, d'une part dans le corps spongieux, d'autre part au niveau de la ligne médiane de la gouttière formée par la réunion des deux corps caverneux. Elles ont un calibre très étroit, et leur nombre n'a jamais été supérieur à dix. Kobelt (5) avait déjà signalé l'existence de ces veines anastomotiques, mais il avait décrit une abondance de veines que nous n'avons jamais rencontrée ; les veines étaient toujours uniques, d'un calibre très étroit, et situées à de grands intervalles. Il n'en existe pas au niveau du gland.

III. Valvules des veines de la verge.

Les systèmes veineux superficiel et profond de la verge possèdent des valvules dont la structure et la disposition générale sont les mêmes que dans tous les autres organes.

Leur présence est très facile à constater. Si l'on essaye de pousser une injection dans le sens artériel, soit par la veine superficielle, soit par la veine profonde, on rencontre des obstacles insurmontables à franchir. La matière à injection est arrêtée à un certain endroit du parcours et, si l'on continue à pousser le piston de la seringue, la veine se distendra et, par une des fentes produites, toute l'injection se répandra dans les tissus environnants On peut supposer légitimément la présence des valvules.

Pour les constater, il faut fendre avec des ciseaux la veine dans toute sa longueur, et il sera facile de les étudier.

Le tronc de la veine dorsale profonde, depuis son origine jusqu'à sa terminaison, présente un assez grand nombre de valvules échelonnées sur une distance variant de 1 centimètre à 1 centimètre et demi. Nous en avons trouvé toujours un nombre à peu près constant, environ une vingtaine.

Ces valvules sont très petites, et leur bord adhérent s' « insère sur une moitié » de la circonférence de la veine. Leurs attaches alternent entre elles, de façon à ne pas oblitérer totalement la lumière du vaisseau. La face inférieure de la veine dorsale profonde, c'est-à-dire celle qui est couchée sur les corps caverneux, en est dépourvue, sans doute à cause des nombreuses veinules provenant de la face supérieure de ces derniers organes, dont l'abouchement dans la veine dorsale serait ainsi masqué. Les valvules se trouvent toujours situées sur la face supérieure et sur les faces latérales. Aussi, lorsqu'on fend la veine dorsale profonde sur son bord libre, est-on tout étonné de ne découvrir qu'un nombre insignifiant de valvules, les autres ayant été sectionnées par la coupe. Il faut isoler la veine de la gouttière des corps caverneux, en la dégageant du tissu conjonctif qui l'y maintient et en la séparant de ses branches ; on peut alors l'étaler sur une plaque de liège et fendre la face qui adhérait aux corps caverneux. On est sûr de découvrir toutes les valvules.

La veine superficielle en présente également un certain nombre, variable suivant les sujets. Nous n'en avons jamais trouvé plus de trois ou quatre sur tout le parcours de la veine.

Toutes les autres veines sont privées de valvules.

ANATOMIE COMPARÉE

Nous décrirons dans ce chapitre le résultat des recherches que nous avons faites sur les animaux mis à notre disposition : cheval, âne, taureau, bélier, porc, chien. De cette étude, nous nous efforcerons de dégager quelques idées générales, que nous exposerons dans nos conclusions.

I. Solipèdes.

Nos recherches ont porté sur le cheval et l'âne dont le pénis présente la même disposition anatomique.

La verge du cheval et celle de l'âne, en effet, sont constituées par la réunion des corps caverneux et du système spongieux comme chez l'homme. Les corps caverneux affectent, dans leur ensemble, la forme d'un cylindroïde, présentant deux faces latérales planes, un bord dorsal arrondi et un bord inférieur creusé d'une gouttière profonde qui abrite en entier le canal de l'urètre, recouvert par le muscle bulbo-caverneux.

L'extrémité postérieure se termine par deux racines entourées des muscles ischio-caverneux; elles s'insèrent sur l'arcade ischiale. L'extrémité antérieure, allongée, se termine en pointe mousse, pénétrant profondément dans le gland : elle fait saillie au centre de cet organe. La structure des corps caverneux comporte une enveloppe blanche, fibreuse ; sur sa face profonde s'insèrent des trabécules qui cloisonnent la cavité, en formant la charpente solide des alvéoles. Ces trabécules sont disposés en éventail, et rayonnent autour de la gouttière urétrale. La cloison médiane qui existe chez l'homme ne se trouve chez le cheval qu'à la partie postérieure ; les deux corps caverneux primitifs n'en forment plus qu'un seul à la partie antérieure de la verge.

Le système spongieux se compose du tube urétral, entouré, dans son parcours, d'une enveloppe érectile. Nous distingue ons trois parties : l'antérieure ou gland affecte à l'é a d injection, la forme d'une pomme d'arrosoir prer entant un rebord saillant appelé « couronne du gland » par les vétérinaires. Le gland se prolonge en arrière, par un renflement érectile, long de 10 à 12 centimètres qui forme un relief arrondi sur la surface unie des corps caverneux ; ce renflement est recouvert par l'aponévrose péripénienne inextensible. La partie moyenne ou spongieuse est nettement circulaire et se termine en arrière des glandes de Cowper, par une saillie bilobée, connue sous le nom de « bulbe de l'urètre ». Le bulbe forme la troisième partie ou partie postérieure. Dans son trajet pelvien, le tube urétral est dépourvu de gaine érectile. Toutefois, les aréoles glandulaires se différencient des aréoles spongieuses par leurs mailles infiniment plus larges.

Pour injecter la verge, nous plaçons une canule dans le gland, nous commençons par pousser une injection

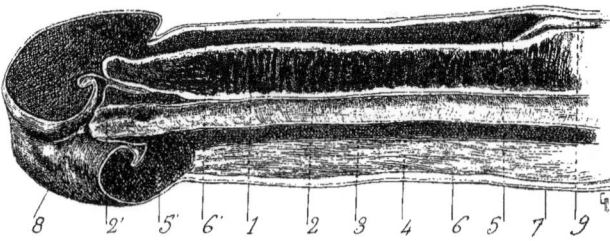

Fig. 5. — *Coupe longitudinale de l'extrémité antérieure de la verge du cheval.*

1, corps caverneux. — 2, 2', canal de l'urétre. — 3, tissu érectile urétral. — 4, muscle bulbo-caverneux. — 5, renflement postérieur du gland. — 5' gland. — 6, 6' aponévrose péripérienne. — 7, peau. — 8, sinus urétral. — 9, veine dorsale.

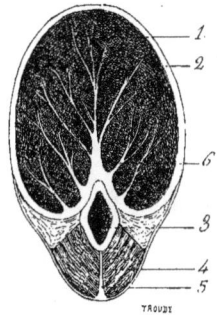

Fig. 6. — *Coupe transversale de la verge du cheval.*

1, corps caverneux. — 2, enveloppe. — 3, canal de l'urétre. — 4, muscle bulbo-caverneux. — 5, raphé médian. — 6, cloisons aponévrotiques.

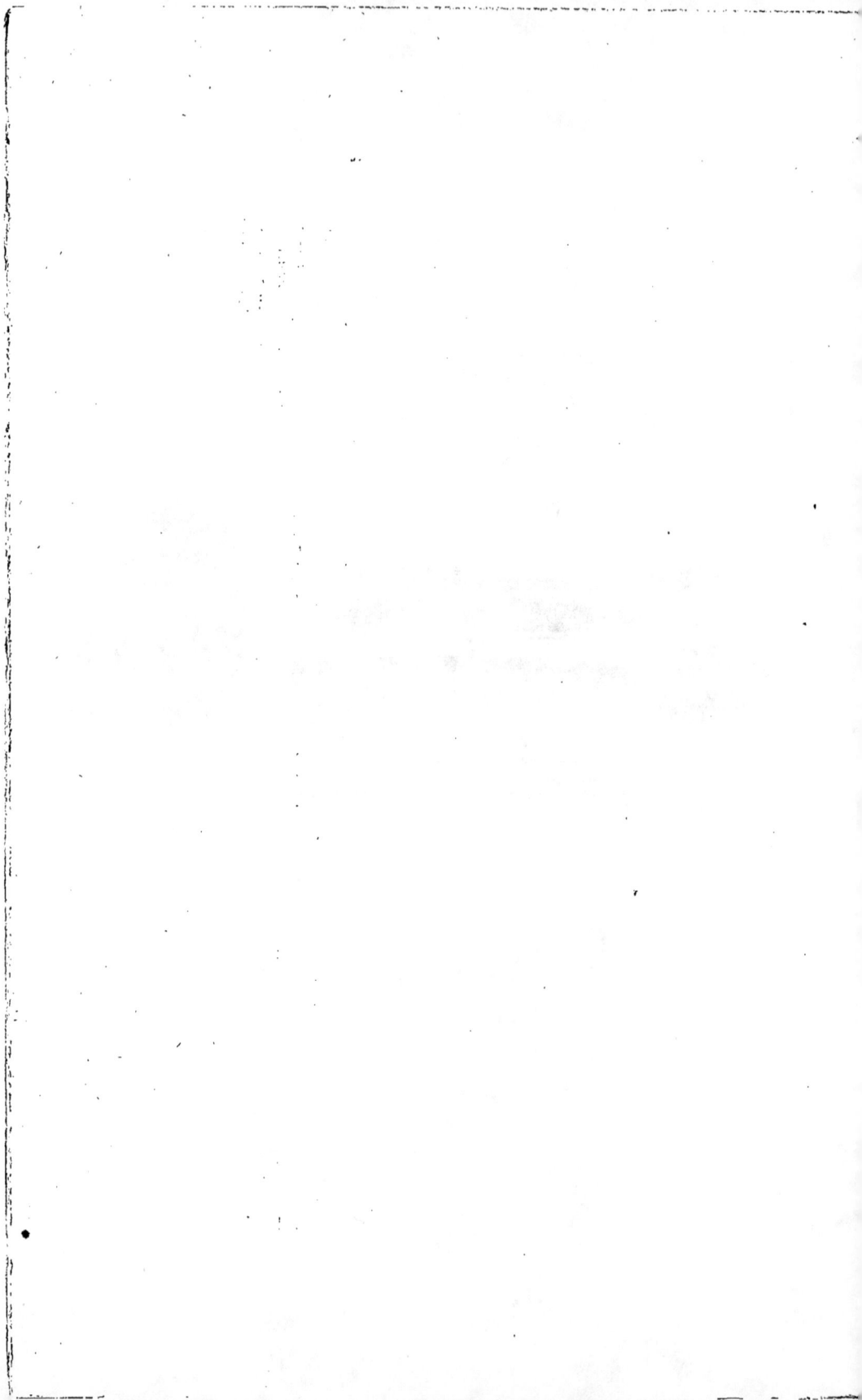

d'eau tiède, puis, malaxant le tissu érectile pour en
chasser l'eau, nous injectons du suif, après avoir eu
soin d'appliquer une ligature en masse sur la base de la
verge. Nous obtenons une turgescence complète du
gland qui prend nettement la forme d'une pomme
d'arrosoir; le tissu érectile du canal de l'urètre, comme
nous le pensions, a été très légèrement injecté, par
suite de la différence de calibre des aréoles spongieuses. Les veines de la verge présentent un développement considérable, forment un plexus abondant; le
calibre de ces veines dépasse parfois la grosseur du
doigt.

Les « veines glandaires» sont au nombre de trois ou
quatre ; elles se détachent du renflement postérieur du
gland, au niveau de sa face profonde, adhérente aux
corps caverneux. Elles cheminent sur la face supérieure
de ces organes, situées entre les deux artères dorsales,
s'anastomosent entre elles en formant le plexus signalé
plus haut. De temps en temps, elles s'envoient des
branches qui passent sous le canal de l'urètre, en contournant les faces latérales des corps caverneux. Au
niveau du tiers postérieur de la verge, ces veines se
réunissent; quatre ou cinq grosses branches se détachent, qui bientôt se fusionnent en deux troncs, l'un
droit, l'autre gauche. Chacun d'eux s'engage dans l'anneau du muscle du plat de la cuisse, longe le faisceau
pubien du ligament coxo-fémoral, reçoit en dedans de
l'articulation de la hanche, la veine fémorale profonde,
et va se jeter dans la veine crurale par un tronc commun avec la veine prépubienne. Le sang venu du gland
et du fourreau ne se jette pas complètement dans ce

système, il emprunte une autre voie de décharge, celle-ci moins importante, voie de décharge qui est la veine sous-cutanée abdominale, se jetant dans la veine pré-pubienne. Tout ce système forme le système veineux superficiel du cheval.

Les autres veines continuent à se porter en arrière, le long du bord dorsal des corps caverneux, en satellites de l'artère dorsale postérieure de la verge et des nerfs, jusqu'aux ligaments suspenseurs des corps caverneux. Après avoir passé entre ces deux ligaments avec le paquet artério-nerveux, elles suivent deux trajets différents ; les unes passent entre les muscles du plat de la cuisse et le demi-membraneux, pour s'aboucher dans la veine obturatrice. Les autres vont se jeter dans les veines de la cavité pelvienne. Ces veines correspondent au système veineux profond de l'homme.

. Les veines bulbaires sont représentées par quelques rameaux qui naissent du bulbe de l'urètre ; elles se portent sur le plan latéral inférieur du rectum, où elles reçoivent une veine anale et une veine coccygienne.

Les veines ramenant le sang des corps caverneux sortent sur toute leur surface et vont se jeter dans le système veineux que nous avons décrit plus haut.

II. **Ruminants**.

1° *Taureau.* — Chez les taureaux, la verge se distingue par quelques caractères ; mince et très longue, elle décrit deux courbures en S entre les deux cuisses. Sur la courbure postérieure viennent s'attacher les muscles

blancs de la verge, qui se prolongent du reste sur les
faces latérales de l'organe. Dans sa partie postérieure,
la verge est aplatie, sa section elliptique; dans sa partie
antérieure, la section est circulaire. La partie libre a la
forme d'un cône allongé, pointu, et légèrement asymé-
trique; l'ouverture du canal de l'urètre se trouve à la
pointe du pénis.

Le corps caverneux simple dans tout son parcours
ne présente des traces de bifidité qu'en arrière, à l'endroit où les racines s'insèrent sur l'arcade ischiale; elles
se réunissent rapidement et sont recouvertes par de
puissants muscles ischio-caverneux. En avant, le corps
caverneux se termine par une pointe effilée se prolongeant jusqu'à l'extrémité du pénis; il est constitué
par une enveloppe fibro-élastique très épaisse, attei-
gnant jusqu'à 4 millimètres d'épaisseur. Il est à remarquer que les fibres élastiques doivent être en faible
proportion, vu le peu d'extensibilité du corps caverneux. Cette enveloppe semble se décomposer en deux
plans de fibres superposés; à la partie antérieure, la
séparation est très nette. La couche interne, plus
dense, se sépare nettement de l'externe et s'en distingue par ses faisceaux tendineux spiroïdes; la couche
externe forme un amas de faisceaux très condensés,
particulièrement sur le bord dorsal du pénis. Ces faisceaux longitudinaux se perdent sous la muqueuse de la
partie libre. Le tissu érectile qui constitue le centre de
cet organe a subi une sorte de transformation fibreuse;
les mailles sont très fines, imperceptibles à l'œil nu;
l'injection réussit difficilement. Les travées fibreuses
rayonnent de tous les côtés et sont particulièrement

abondantes au centre de l'organe, où elles constituent un cordon blanc, qui se détache du reste de la
coupe. Le tissu érectile est relégué sous l'enveloppe
fibreuse.

Le sang des mailles érectiles de la partie antérieure
de la verge est collecté par deux canaux placés sur le
plan inférieur du corps caverneux, dans l'angle de
réflexion de la gouttière urétrale. Ces canaux sont
béants sur la coupe du corps caverneux, et un stylet
qu'on y enfonce pénètre facilement jusqu'à l'extrémité
antérieure. A la partie postérieure, il n'existe plus
qu'un seul canal supérieur médian. Enfin, une zone de
transition correspond à l'S pénien; une coupe faite à
ce niveau nous montre un canal supérieur et deux
inférieurs; ils sont réunis les uns aux autres par des
anastomoses traversant le tissu érectile.

Le système spongio-urétral se divise en trois
parties :

1° Une postérieure constituant le bulbe recouvert
par deux muscles énormes, les bulbo-caverneux ;

2° Une partie moyenne logée dans la gouttière inférieure des corps caverneux. Remarquons que cette
portion spongieuse est recouverte par l'albuginée caverneuse, ce qui l'empêche de se distendre et de faire
saillie pendant l'injection. Les mailles de ce tissu sont
larges et régulières ;

3° La partie antérieure ou gland que nous n'avons
pu injecter, constitue la petite saillie déterminée par
un léger sillon sur la pointe de la verge. Cette saillie
est constituée par un tissu blanc rosé, où l'on n'aperçoit aucune maille érectile. Par ses connexions avec

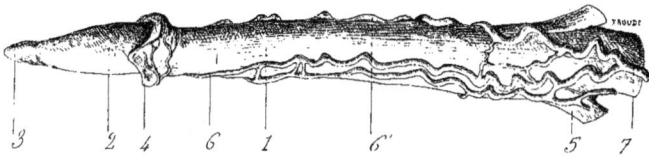

Fig. 7. — *Extrémité antérieure de la verge du taureau vue par la face supérieure.*
1, corps caverneux. — 2, gland. — 3, méat urinaire. — 4, fourreau. — 5, muscle blanc. — 6, 6', veines. —
7, veine dorsale de la verge.

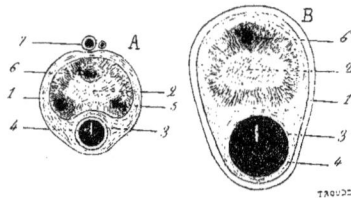

Fig. 8. — *Coupes transversales de verge du taureau.*

A. en avant d'S pénien.
  1, enveloppe des corps caverneux.
  2, tissu fibreux central.
  3, tissu érectile urétral.
  4, canal de l'urètre.
  5, canaux érectiles inférieurs.
  6, canal érectile supérieur.
  7, veine dorsale de verge.

B. en arrière d'S pénien.
  1, enveloppe des corps caverneux.
  2, tissu fibreux central.
  3, canal de l'urètre.
  4, tissu érectile urétral.
  6, canal érectile dorsal.

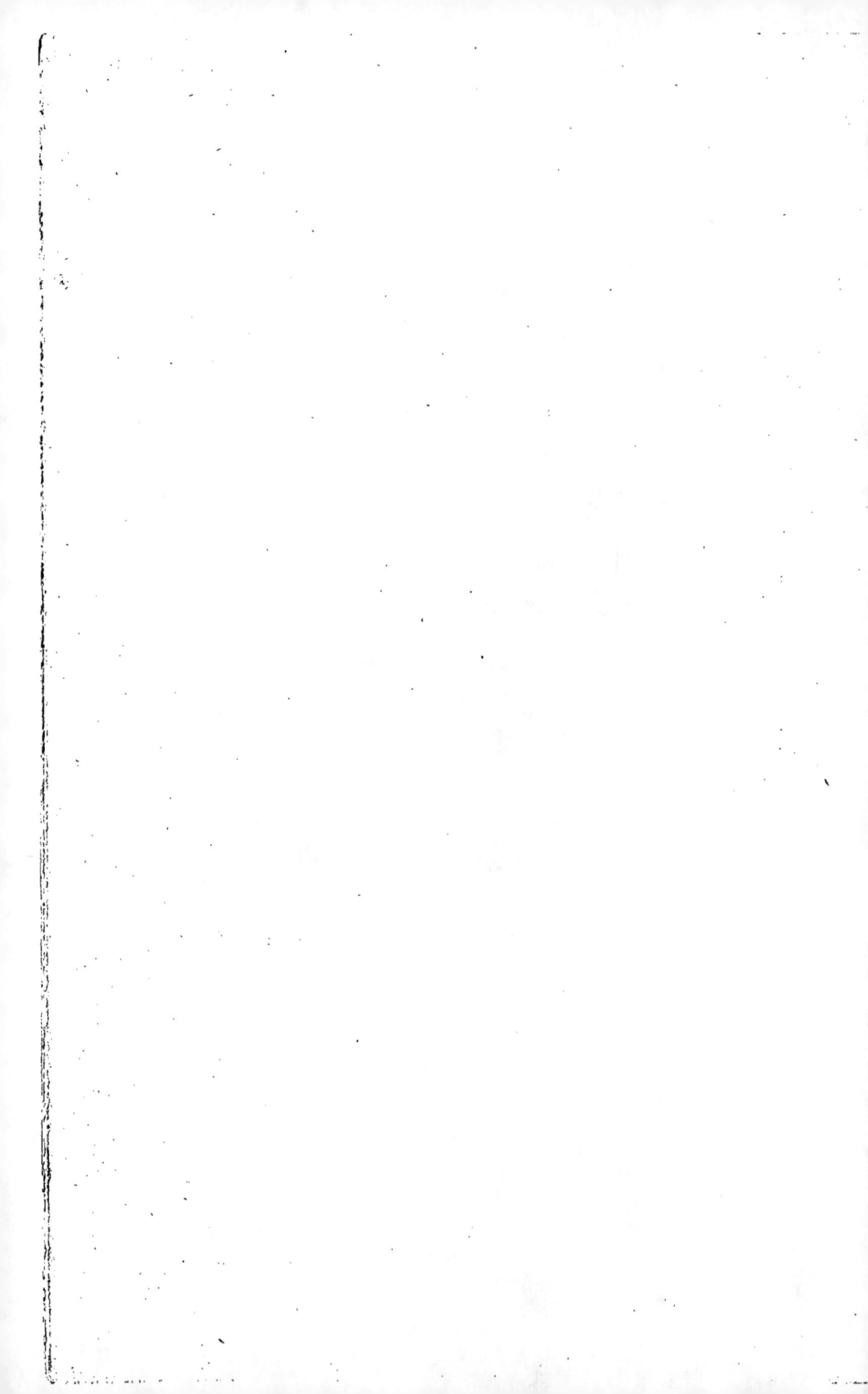

le canal de l'urètre, il est rationnel de le considérer comme un gland, mais un gland sans fonction érectile. D'ailleurs, pendant l'érection, la verge du taureau reste pointue, ce qui n'arriverait pas si elle se terminait par du tissu érectile.

Il ne nous a pas été permis, vu la rareté des taureaux sacrifiés et vu leur prix d'achat, de suivre le système veineux dans tous ses détails. Cependant, sur les verges recueillies aux abattoirs, et qui ont servi à cette étude, nous avons pu juger de la disposition du système veineux urétral.

De la face inférieure de l'urètre, au niveau de la partie libre, on voit sortir plusieurs veines se divisant en deux groupes ; chacun se place de chaque côté de la verge pour venir converger sur le bord supérieur du corps caverneux, et y former un plexus veineux. Deux veines s'en échappent à leur tour, donnent des branches qui vont se jeter dans la honteuse externe, tandis que d'autres, continuant de ramper sur le bord dorsal de la verge, passent entre les deux ligaments suspenseurs des corps caverneux et pénètrent dans le bassin. Ces dernières veines, par leur trajet, rappellent les veines périnéales de la vache, veines volumineuses et flexueuses, qui ramènent le sang de la partie postérieure de la mamelle, et le conduisent dans la cavité pelvienne, en passant au fond de l'arcade ischiale.

2° *Bélier*. — Dans son ensemble, la verge du bélier, rappelle celle du taureau ; elle est très longue, grêle et présente un S pénien. Elle s'en distingue, comme nous le verrons bientôt, par les rapports du corps spongieux de l'urètre et du corps caverneux ainsi que par la partie libre.

Celle-ci, longue de 3 ou 4 centimètres, présente en avant sur la face inférieure, un appendice vermiforme, long de 4 centimètres, large de 2 millimètres à la base, de 1 millimètre au sommet ; celui-ci est percé d'une ouverture circulaire, le méat urinaire. L'appendice constitue la partie terminale du tube urétral. NICOLAS (6) a montré que sa structure se composait de deux cordons fibreux lui servant de squelette, et de quelques mailles érectiles périphériques.

La partie libre de la verge, plus longue sur la face supérieure que sur la face inférieure, est elliptique en arrière ; en avant, elle se renfle et forme une saillie convexe en tous sens, irrégulièrement bosselée, terminée par une sorte d'appendice cunéiforme qui se trouve situé à droite de l'origine du tube urétral. Cet appendice cunéiforme ne s'injecte pas ; d'ailleurs Nicolas avait déjà fait la distinction entre ces deux parties du gland. Les faces latérales du « gland » sont différentes suivant qu'on considère le côté droit ou gauche, la verge étant supposée dans la même position que sur le vivant. La face droite très réduite, présente inférieurement une saillie en forme de crochet, prolongeant le canal urétral, saillie qui se termine par un tubercule en dessous de l'extrémité antérieure du gland. La face gauche plus développée se soulève au-dessus du corps caverneux et donne ainsi naissance à un renflement qui semble se continuer en avant avec le tube urétral ; en arrière, elle se recourbe et forme un tubercule allongé.

Le corps caverneux est constitué, comme chez le
taureau, par une enveloppe très épaisse ; elle est complètement fibreuse et entoure un tissu érectile à mailles
très fines placées entre des tractus conjonctifs abon-
dants. Ce tissu érectile est parcouru dans la partie
antérieure de la verge par des canaux béants placés sur
le plan inférieur ; dans la partie postérieure, on ne
trouve plus qu'un seul canal médian placé en haut, sous
l'enveloppe fibreuse. Les canaux au niveau de l'S
pénien communiquent par des anastomoses transversales. En avant, le corps caverneux est recouvert par
le gland, et se termine par un petit cordon fibreux dans
l'extrémité antérieure de celui-ci.

Le tissu érectile du canal de l'urètre se renfle en
arrière pour constituer le bulbe, recouvert par deux
muscles, les bulbo-caverneux ; dans sa partie moyenne;
ce tissu se loge dans la gouttière du corps caverneux.
Il faut remarquer qu'à ce niveau, le canal urétral
n'est pas recouvert par l'enveloppe caverneuse, comme
l'avaient signalé MM. CHAUVEAU et ARLOING (7). Dans sa
partie antérieure à un demi-centimètre du point de
réflexion du fourreau, le tissu érectile uréthral se
bifurque. L'une des branches, la droite, accompagne
le canal de l'urètre jusqu'à la naissance du tube urétral, et forme la saillie en crochet de la face droite
du gland ; elle se continue par une veine, qui, reve-
nant en arrière, longe le côté dorsal de cette saillie en
crochet et se jette dans la partie moyenne du gland.
La branche gauche de la bifurcation se dévie à angle
droit de la précédente, forme aussitôt le tubercule de
la face gauche, et donne naissance à deux veines qui

communiquent avec la partie moyenne du gland. Celle-ci résulte donc de la réunion des deux branches du tissu érectile urétral qui se sont écartées pour laisser passer le corps caverneux. Ce gland, plus développé à gauche qu'à droite, donne naissance sur la ligne médiane à une veine qui longe le bord dorsal du corps caverneux.

Cette veine située sous la muqueuse, traverse le cul-de-sac de réflexion du fourreau, et se place dans la gouttière dorsale; elle correspond ainsi aux veines profondes des autres espèces. Au niveau de l'inflexion supérieure de la verge, elle se détache de celle-ci et va constituer la veine honteuse externe. Les veines du bulbe et celles des racines des corps caverneux se jettent dans le plexus veineux sous-sacré.

Le corps caverneux donne encore deux grosses veines qui traversent son enveloppe au niveau de l'inflexion postérieure de l'S pénien et se jettent dans la veine dorsale.

III. Porcins.

La verge est très longue, décrivant comme chez les ruminants une S entre les deux cuisses. La partie libre est logée dans un fourreau très profond auquel est annexée une poche préputiale bilobée. Cette partie libre se termine en pointe, et se contourne en spirale lorsque les tissus érectiles sont injectés. La verge elle-même tout entière, s'enroule légèrement, par suite de l'asymétrie des corps caverneux. Le méat urinaire

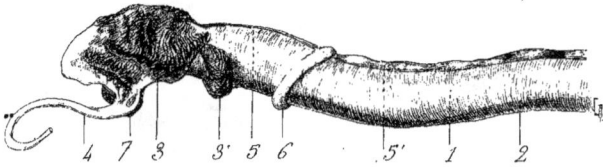

Fig. 9. — *Extrémité de la verge du bélier.*

1, corps caverneux. — 2, urètre. — 3, gland. — 3', tubercule de face gauche. — 4, tube urétral.
— 5, 5', veine dorsale. — 6, fourreau. — 7, saillie en crochet de face droite.

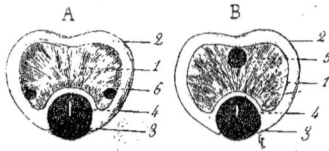

Fig. 10. — *Coupes transversales de verge du bélier.*

A. En avant d'S pénien.   B. En arrière d'S pénien.

1, corps caverneux. — 2, enveloppe des corps caverneux. — 3, tissu érectile urétral. —
4, enveloppe des corps caverneux. — 5, canal érectile dorsal. — 6, canaux érectiles inférieurs.

PLANCHE VI.

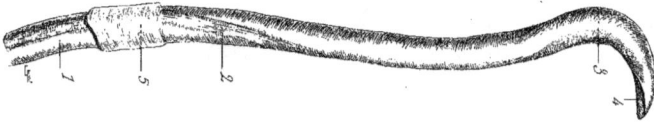

Fig. 11. — *Extrémité antérieure de la verge du porc.*

1, corps caverneux — 2 urètre. — 3, crête des corps caverneux. — 4, méat urinaire. — 5, fourreau.

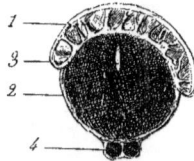

Fig. 12. — *Coupe transversale de la verge du porc.* (agrandi).

1, corps caverneux. — 2, tissu érectile urétral. — 3, canal
de l'urètre. — 4, veines ventrales.

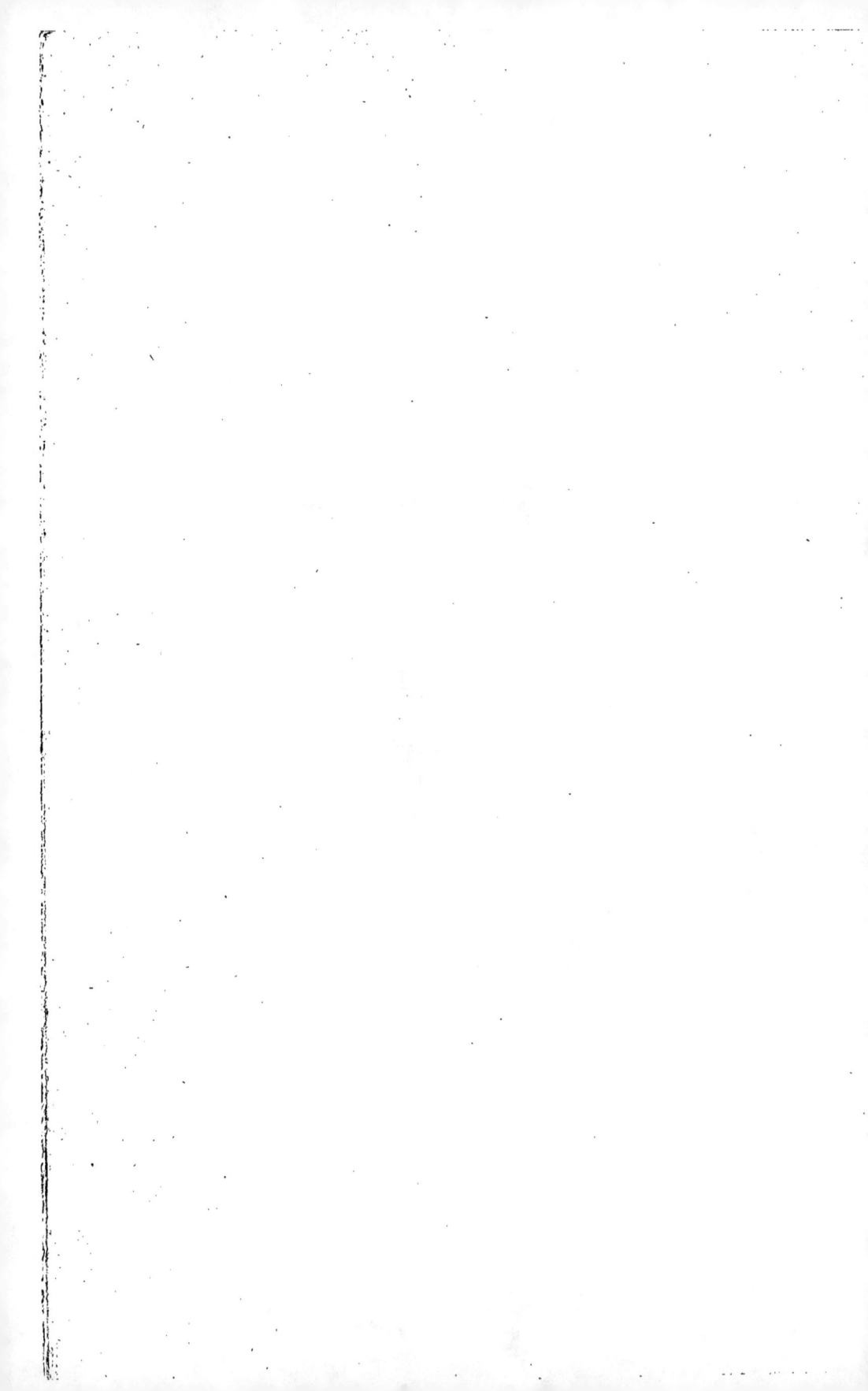

situé sur le côté de l'extrémité antérieure, est en forme
de fente allongée. Il faut remarquer que, chez les sujets
castrés qui ont servi à nos recherches, le fourreau et
la verge se trouvent soudés sur toute leur longueur.

Le corps caverneux s'insère par deux racines fortement divergentes sur l'arcade ischiale ; son extrémité
antérieure constitue celle de la verge, et présente une
crête très visible, sur le côté dorsal. Dans une coupe,
portant sur le milieu de la verge, le corps caverneux
affecte la forme d'une gouttière ; dans sa concavité se
loge le corps spongieux, qui, lorsqu'il est injecté, présente un volume considérable. Les mailles du tissu
caverneux sont assez larges, mais la charpente est formée de travées très épaisses, ne permettant pas une
turgescence bien grande de l'organe. Au niveau de la
partie libre de la verge, le corps caverneux ne présente pas la même coupe ; il est triangulaire, plus
étendu d'un côté que de l'autre, ce qui provoque l'en-
roulement du pénis pendant la turgescence.

Le système spongieux se compose : 1° du bulbe situé
entre les racines des corps caverneux, bulbe recouvert par les muscles bulbo-caverneux ; 2° d'une partie
moyenne couchée dans la gouttière des corps caverneux ; 3° de l'extrémité antérieure qui se perd avant
d'avoir atteint la pointe de la verge. Chez le porc, il n'y
a pas de gland.

La partie libre de la verge du porc est donc constituée essentiellement par le corps caverneux et par le
système érectile du canal de l'urètre, le tout recouvert par la muqueuse. Au-dessous de celle-ci, on voit
par transparence des vaisseaux qui rampent à la sur-

face des corps caverneux, comme les vaisseaux du testicule dans l'albuginée. Ce sont des veines qui ramènent le sang de la muqueuse et se réunissent en une seule, qui se place sur le bord dorsal des corps caverneux : celle-ci très fine rappelle par sa position la veine dorsale des autres espèces, sans toutefois acquérir la même importance. A part cette petite veine dorsale signalée plus haut, deux volumineuses veines longent le tissu érectile du canal de l'urètre et ramènent le sang de sa partie antérieure. Ces veines n'ont pu être suivies jusqu'à leur embouchure.

IV. Carnassiers.

La verge du chien se termine en pointe : elle se compose : de deux corps caverneux, d'un os pénien ou prolongement caverneux ossifié, et d'un système spongio-urétral auquel se rattachent deux renflements érectiles constituant la partie libre de la verge.

Les corps caverneux aplatis dans le sens de la hauteur, sont séparés l'un de l'autre par une cloison imperforée : ils divergent fortement à leur extrémité postérieure, pour s'insérer sur les arcades ischiales. L'extrémité antérieure donne insertion à l'os pénien ; ce dernier, très allongé, forme en arrière une gouttière, qui prolonge la gouttière fibreuse des corps caverneux, tandis qu'en avant, il se termine par un petit cordon fibreux se perdant dans la pointe de la verge.

Le système spongio-vasculaire se compose, comme

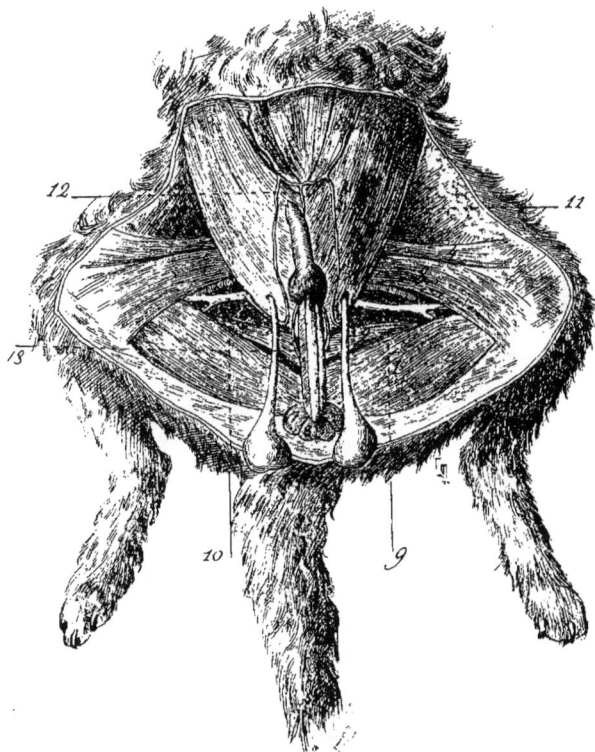

Fig. 13. — *Organes génitaux du chien.*

1, muscle de la cuisse. — 2, 3, 4, muscles pelvi cruraux. — 5, paroi abdominale. — 6, muscle protracteur du pénis. — 7, muscle ischio-caverneux. — 8, muscle bulbo-caverneux. — 9, artère crurale. — 10, veine crurale. — 11, veine sous-cutanée abdominale. - 12, veine du fourreau. — 13, veine dorsale de verge.

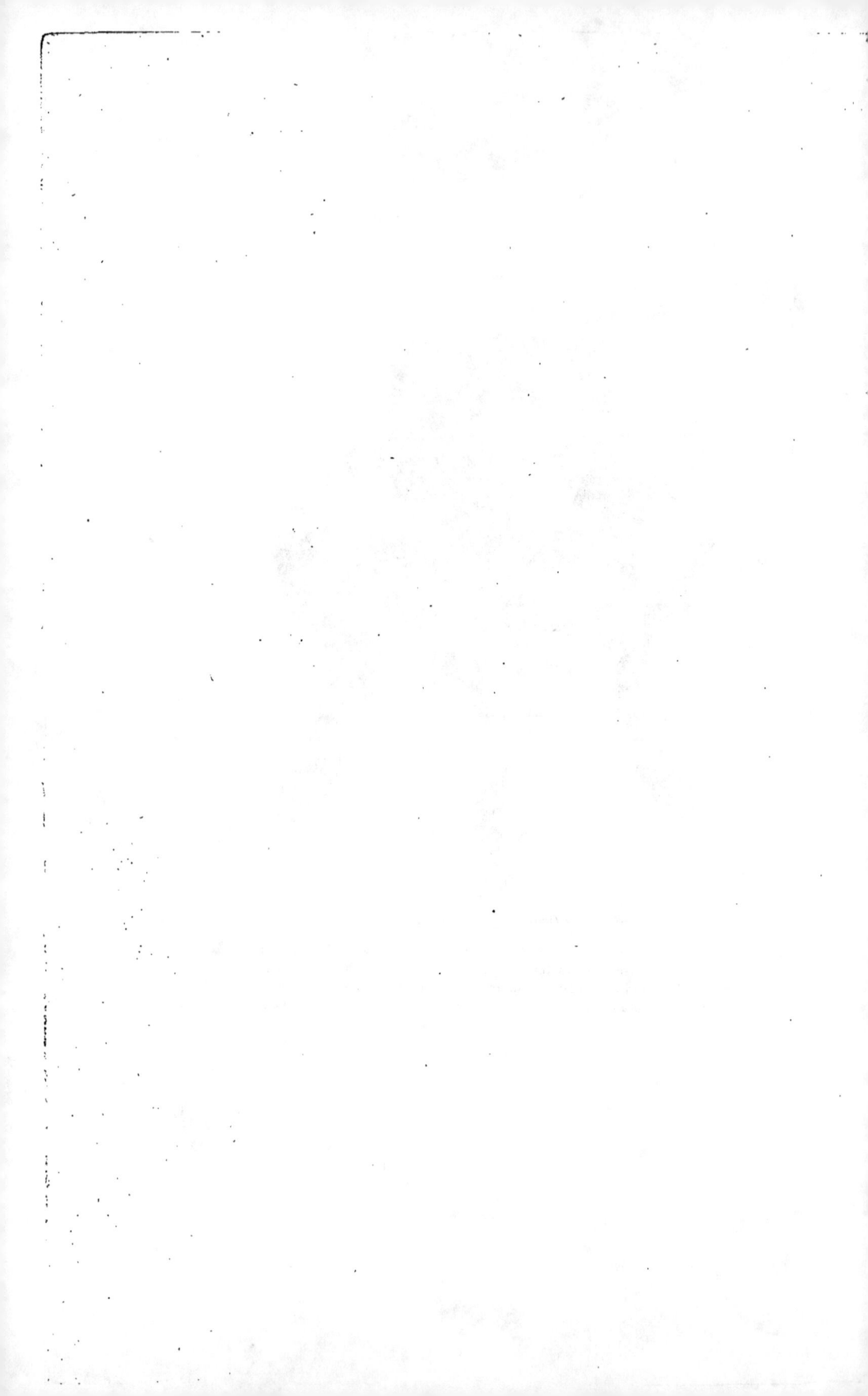

chez l'homme, de trois parties : une postérieure, ou
bulbe, une moyenne ou corps spongieux proprement
dit, une antérieure ou gland. Le bulbe nettement bibobé,
recouvert par les fibres du muscle bulbo-caverneux,
surmonte les insertions ischiales des corps caverneux ;
le corps spongieux est couché dans la gouttière signalée plus haut, gouttière formée aux dépens de l'os
pénien et des corps caverneux. Le gland est un renflement volumineux, qui se décompose en deux parties,
une antérieure très longue, une postérieure courte et
renflée : 1° La partie antérieure, semblable à un manchon, entoure complètement l'extrémité de l'os pénien
et du canal de l'urètre. Ce manchon se renfle légèrement en avant, et se termine par une pointe oblique,
ou pointe de la verge, à l'extrémité de laquelle
s'ouvre le canal urétral ; cette pointe du pénis est constituée par un tissu érectile à mailles très fines, qui
s'injecte difficilement. En arrière, le manchon érectile
s'amincit, se termine en pointe, et se prolonge par deux
ou trois veines qui gagnent l'épaisseur des téguments
du fourreau ; 2° la partie postérieure revêt un aspect
piriforme, dont la pointe serait recouverte par le premier renflement, et dont la base formerait une volumineuse saillie arrondie et bilobée.

Lorsqu'on veut obtenir une injection complète du
pénis, il faut placer une canule sur chacun des corps
caverneux, une autre dans le renflement antérieur du
gland, une troisième enfin dans le tissu érectile du
canal de l'urètre. On obtient ainsi une préparation permettant d'étudier les connexions veineuses des différentes parties du pénis.

1° *Veines du renflement antérieur du gland.* — Elles partent de la pointe dorsale du manchon, au nombre de trois ou quatre ; elles s'incurvent brusquement en haut et en avant au point de réflexion de la muqueuse du fourreau, se réunissent en un tronc commun qui va se jeter dans l'anastomose transversale reliant les deux veines sous-cutanées abdominales. Celles-ci, placées parallèlement sur la face inférieure de la paroi abdominale, la traversent en arrière de l'anneau inguinal, et se rendent à la veine fémorale. Cette veine du fourreau représente la veine dorsale superficielle de l'homme. Le renflement antérieur communique d'autre part avec le postérieur par un petit nombre de veines, situées au-dessus de l'os pénien ; ces veines très courtes ne font que traverser la lame fibro-élastique séparant les deux parties du gland. Signalons encore, à la pointe de l'os pénien, de petites veines qui relient le manchon érectile antérieur avec le tissu spongieux de l'urètre.

2° *Veines du renflement postérieur du gland.* — Deux grosses veines s'échappent de sa base, de chaque côté de l'os pénien ; elles gagnent les faces latérales des corps caverneux, puis la face supérieure, passent entre les deux ligaments suspenseurs de la verge, et se réunissent en un seul tronc. Celui-ci contourne l'arcade ischiale, s'engage dans un anneau fibreux, sur lequel s'insèrent deux petits muscles ; à la sortie de cet anneau. le tronc veineux se bifurque en deux branches, mais reçoit auparavant de petites veinules provenant de la portion pelvienne du canal de l'urètre, et enfin les veines caverneuses.

FIG. 14. — *Muscles ischio-urétraux*

1, muscle obturateur interne. — 2, muscles ischio-urétraux d'Ellenberger et Baum.

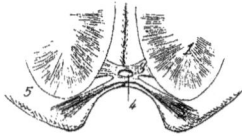

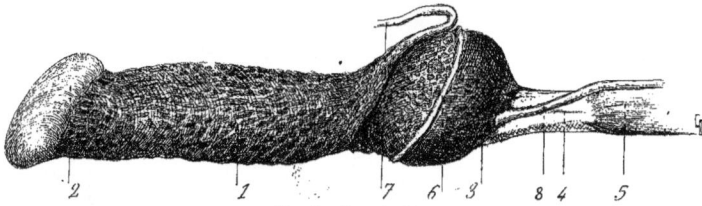

FIG. 15. — *Verge du chien.*

1, Gland. — 2, Couronne du gland. — 3, renflement postérieur. — 4, os pénien. — 5, corps caverneux. — 6, fourreau. — 7, veines du fourreau. — 8, veines dorsales.

Les branches de bifurcation, grossies de veines coc-
cygiennes se jettent dans le tronc veineux pelvi-crural.

L'existence de cet anneau fibreux au travers duquel
s'engage la veine, est intéressant à constater ; il s'insère par deux faisceaux fibreux sur l'ischion, de chaque
côté de la symphyse, et donne attache latéralement
aux tendons des muscles ischio-urétraux d'ELLENBERGER
et BAUM[s]. Ces petits muscles triangulaires se dirigent
en arrière et en haut, s'attachent par leurs extrémités
charnues sur l'ischion. Par suite de leur disposition,
ces muscles en se contractant resserrent l'anneau fibreux
qui entoure la veine et gênent considérablement la circulation de retour du renflement postérieur ; comme
celui-ci ne possède pas d'autre voie de décharge, il est
à présumer que cette gêne de la circulation sanguine
vient s'ajouter à la vaso-dilatation pour produire l'érection. Or, cette veine qui traverse l'anneau fibreux et
qui provient du renflement postérieur du gland, est
l'homologue de la veine dorsale profonde de l'homme,
veine qui passe sous la sangle du muscle bulbo-caverneux. L'analogie est ici complète. Notre renflement
postérieur communique encore avec l'antérieur et
reçoit aussi des veines qui, venues de la partie corres-
pondante du tissu érectile du tube de l'urètre, s'étalent
en éventail de chaque côté des bords de l'os pénien.

Ce renflement postérieur du gland constitue un
réservoir veineux, recevant le sang du renflement antérieur et du tissu spongio-urétral ; son érection, sur
le vivant, précédant celle de la partie antérieure, entraîne l'érection de celle-ci, par obstacle au retour du
sang. Remarquons toutefois qu'une partie du sang

emprunte les veines de la paroi dorsale du fourreau, pour passer dans les sous-cutanées abdominales.

3º *Veines de la partie moyenne et postérieure du corps spongieux.* — Le tube urétral communique par les deux plexus signalés plus haut, de chaque côté de l'os pénien, d'une part avec le renflement antérieur, d'autre part avec le renflement postérieur. Les veines bulbaires sont représentées par deux rameaux très courts, mais volumineux, se jetant aux niveau de l'angle de réunion des corps caverneux, dans les veines provenant de ces derniers organes.

4º *Veines des corps caverneux.* — Le sang de ces organes rudimentaires chez le chien ne possède qu'une seule voie de décharge, située en arrière au niveau de leurs racines. Trois ou quatre rameaux émergent au niveau de l'angle, se réunissent en un seul tronc qui, après avoir reçu la veine bulbaire, va se jeter ainsi que nous l'avons vu plus haut, dans le système veineux dorsal de la verge.

CONCLUSIONS

De l'étude qui précède nous pouvons tirer les conclusions suivantes :

I

Le corps caverneux que le développement nous montre formé de deux moitiés latérales, qui se réunissent pour constituer, avec le canal de l'urètre, la verge, nous présente toujours des traces de sa dualité au niveau de la partie postérieure. Cette dualité est nettement marquée chez le chien, où le corps caverneux est constitué de deux moitiés non communicantes ; elle existe encore chez l'homme où les deux moitiés sont séparées par une cloison incomplète formée par des tractus parallèles rappelant les dents d'un peigne. Cette dualité laisse encore des traces chez le cheval où il existe une cloison dans la partie postérieure de l'organe, tandis que dans la partie antérieure, cette cloison n'existe plus. Dans les autres espèces, le corps caverneux ne présente plus de trace de son origine double, sauf toutefois au niveau des racines. Chez le chien la partie antérieure du corps caverneux s'ossifie et constitue l'os pénien.

II

Quant au tissu érectile de l'urètre, il se divise en trois parties : 1° une postérieure ou bulbe, en général bilobé, marquant ainsi son développement en deux moitiés ; 2° une moyenne, logée dans la gouttière caverneuse, recouverte chez le taureau par une lame fibreuse détachée de l'enveloppe des corps caverneux, chez le cheval par le muscle bulbo-caverneux qui s'étend sur toute sa longueur libre ; 3° le gland plus ou moins développé suivant les espèces. Chez le porc il est absent, chez le taureau il ne fonctionne plus en tant que tissu érectile, chez le bélier, il est volumineux et n'occupe plus l'extrémité de l'organe copulateur, le tube urétral le dépassant. Chez le chien, le gland se dédouble en deux renflements dont le postérieur, par son volume, prolonge la durée du coït en restant engagé dans le vagin ; enfin, chez le cheval et l'âne, le gland est énorme, mais pour empêcher sa distension entière, il est bridé par une aponévrose absente dans la partie antérieure, ce qui donne au gland la forme d'une pomme d'arrosoir. Chez l'homme, il coiffe l'extrémité antérieure des corps caverneux comme un capuchon et forme sur la surface unie de ces derniers organes, un relief appréciable.

Cette disposition du gland entraîne des modifications dans les voies de décharge du sang. Chez les animaux où le gland est absent, les veines émergentes du tissu érectile urétral s'échappent par la face inférieure de la verge et restent même ventrales comme chez le porc. Chez les autres espèces où le gland existe, les veines émanant de cette partie sont toujours dorsales, sauf chez le chien où elles sortent sur les côtés de l'os pénien ; mais chez cet animal, la présence du renflement postérieur a introduit des modifications dans la circulation, et l'on voit les veines du renflement antérieur se diriger en avant, sur la paroi dorsale du fourreau. Chez le cheval, où le gland est énorme, les veines dorsales forment un plexus magnifique, dans les mailles duquel il est fréquent de rencontrer sur les sujets de dissection, des caillots fibrineux anciens. Chez l'homme enfin, où le gland est très développé, les veines qui en émanent « veines glandaires », se réunissent pour former un tronc volumineux, la veine dorsale profonde, qui se jette dans le plexus de Santorini. Cette veine collecte également le sang des corps caverneux et du corps spongieux comme dans les autres espèces animales où le tissu érectile est développé. L'homme est pourtant le seul, qui possède à côté de ce système profond, un système veineux superficiel important. La veine dorsale superficielle commence à un anneau veineux situé à l'orifice préputial, anneau veineux préputial, et va se jeter généralement dans la saphène gauche. Elle donne de nombreuses anastomoses au système profond, soit à la partie antérieure, soit à la partie postérieure de la verge, anastomoses telles que le système veineux superficiel peut être considéré comme une véritable voie de décharge pour les organes érectiles. Chez le chien et chez le cheval nous avons trouvé quelques veines cheminant dans les tissus du fourreau ; ce sont des ébauches de système veineux superficiel.

III

Dans cette étude, nous avons été amené également à considérer deux types de verge : l'une, chez l'homme et le cheval, où les tissus érectiles se dilatent facilement, prennent un volume considérable pendant l'érection, où le gland dépasse le calibre du restant de la verge, et l'autre (ruminants, porcins) où les tissus érectiles sont bridés par des enveloppes épaisses, peu dilatables, où le gland est réduit, absent, ou bien situé à une certaine distance de l'extrémité (bélier). Dans ces derniers, si la verge ne peut augmenter de volume, elle s'allonge considérablement au moment du coït par l'effacement de l'S pénien, la pointe de la verge est portée ainsi très en avant. Cette disposition de la verge entraîne des modes de coït différents. Chez les premiers, à gland volumineux, arrondi, ou en pomme d'arrosoir, le coït est vaginal, tandis que chez les autres à verge pointue, le coït est intra-utérin. On conçoit mal la présence du tube urétral, chez le bélier, s'il n'a pas pour fonction de porter le sperme dans le col de la matrice ; d'ailleurs, chez le taureau, l'extrémité de la verge, dans le coït, doit pénétrer dans l'utérus ; la preuve nous en est fournie par les exemples de perforation de la matrice de la vache après l'accouplement.

Chez le chien, si les corps caverneux se dilatent peu, par contre le gland, et surtout le renflement postérieur, prend un volume considérable ; l'introduction de la verge est facilitée par la présence de l'os pénien. L'accouplement se prolonge, l'éjaculation étant nécessairement lente, vu l'absence des vésicules séminales chez cet animal.

BIBLIOGRAPHIE

1. PELLANDA, Nouvelles masses pour injections vasculaires (*Bulletins de la Société Anatomique* (Mars 1900).
2. SAPPEY, Anatomie descriptive.
3. JARJAVAY, Recherches sur l'urètre de l'homme, 1856.
4. TESTUT, Traité d'Anatomie humaine, t. IV.
5. KOBELT, De l'appareil du sens génital dans les deux sexes (Trad. Kaula, Strasbourg, 1831).
6. NICOLAS, Sur l'appareil copulateur du bélier (*Journal d'Anatomie*, 1887).
7. CHAUVEAU ET ARLOING, Anatomie comparée des animaux domestiques.
8. ELLENBERGER ET BAUM, Anatomie du chien.

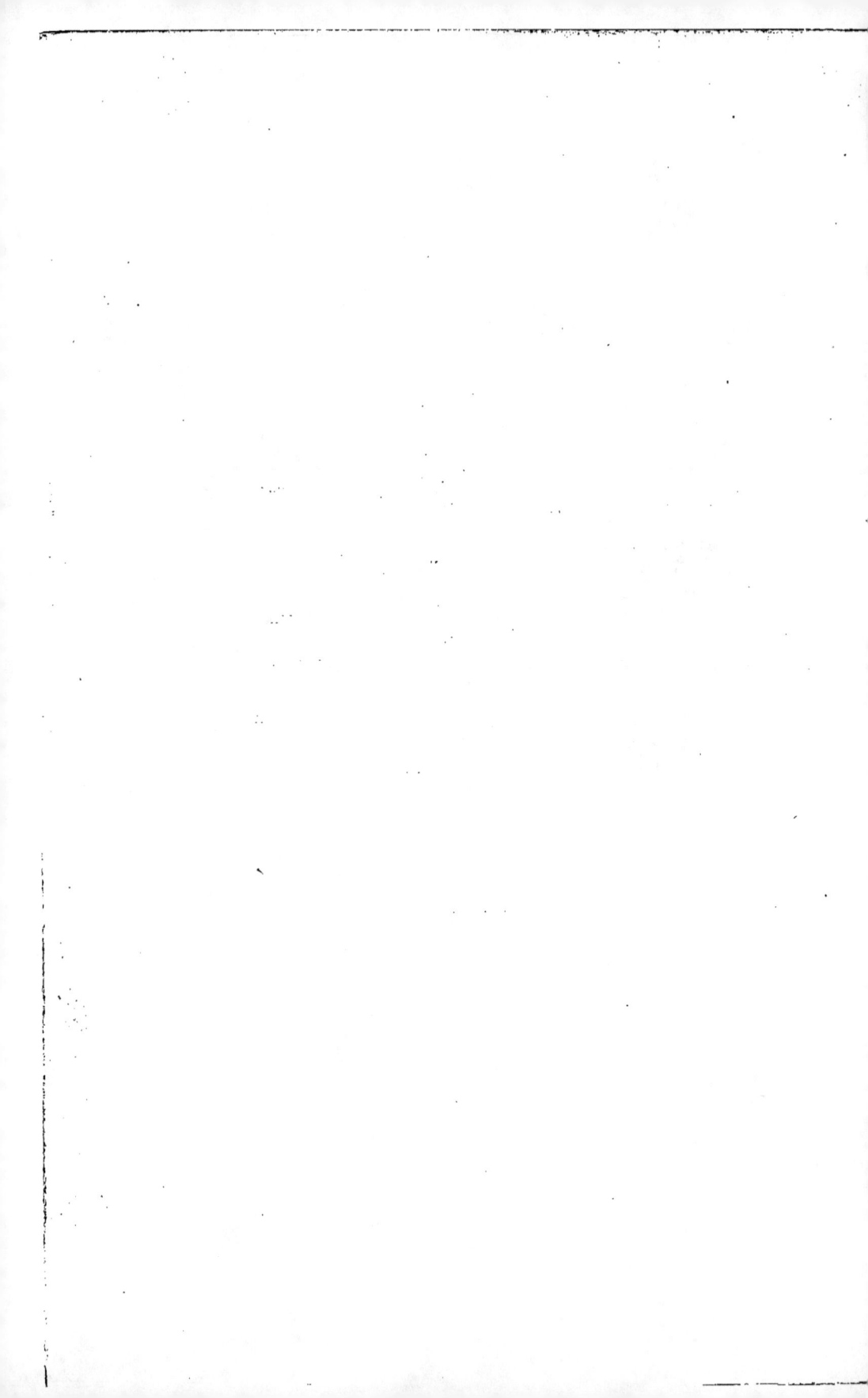

TABLE

———

— 80 —

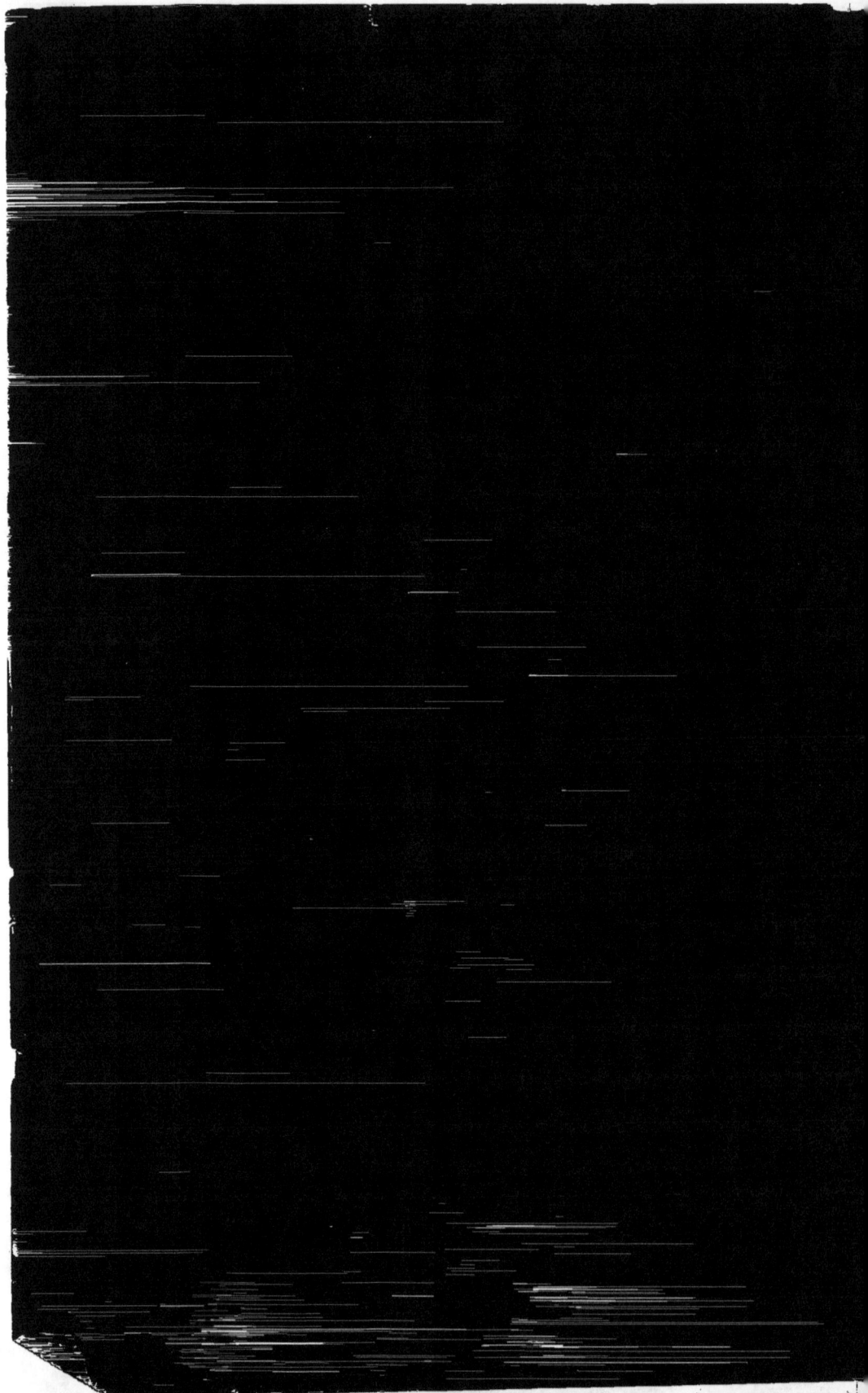

www.ingramcontent.com/pod-product-compliance
Lightning Source LLC
Chambersburg PA
CBHW030929220326
41521CB00039B/1474